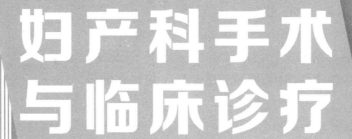

妇产科手术与临床诊疗

FUCHANKE SHOUSHU
YU LINCHUANG ZHENLIAO

U0333492

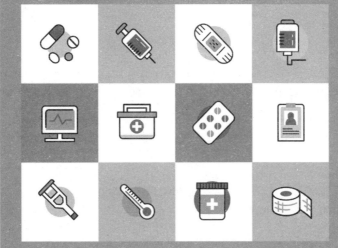

主编 李小燕 高伟 李忠祥

江西科学技术出版社

江西·南昌

图书在版编目（CIP）数据

妇产科手术与临床诊疗 / 李小燕, 高伟, 李忠祥主编. —南昌：江西科学技术出版社, 2019.6（2023.7重印）
ISBN 978-7-5390-6838-1

Ⅰ. ①妇… Ⅱ. ①李… ②高… ③李… Ⅲ. ①妇科外科手术②产科外科手术③妇产科病 – 诊疗 Ⅳ. ①R71

中国版本图书馆CIP数据核字（2019）第121909号

国际互联网（Internet）地址：
http://www.jxkjcbs.com
选题序号：**KX2019059**
图书代码：**B19073–102**

妇产科手术与临床诊疗　　　　　　　　　　　　　李小燕　　高伟　　李忠祥　　主编

出版发行	江西科学技术出版社
社址	南昌市蓼洲街2号附1号
	邮编：330009　电话：（0791）86623491　86639342（传真）
印刷	永清县晔盛亚胶印有限公司
经销	各地新华书店
开本	787 mm × 1092 mm　1/16
字数	118千字
印张	8.25
版次	2019年6月第1版　2023年7月第2次印刷
书号	ISBN 978-7-5390-6838-1
定价	56.00元

赣版权登字-03-2019-153

前　言

　　本书内容包括妇科、产科疾病,笔者在编写过程中力图用一种比较新颖的方式,既简要阐述疾病的发病机制、流行病学概况,又重点以条列化方式概括每种疾病的诊断标准(要点)、鉴别诊断,以及具体的治疗适应证及其方案手术操作,术后护理等。

　　科学在发展,时代在进步,诊疗方案也仅仅反映一阶段相对完善的理论体系,更何况许多疾病国际、国内尚无统一的诊疗标准可借鉴,笔者根据自己的临床经验及现有文献资料撰写。另外,目前妇产科方面比较热门的话题,如子宫内膜异位的诊治,女性性病及对母婴影响等问题,多是需要进一步探讨的,本书虽尽了一些努力,但很可能仍有未能说清的观点,希望读者能用辩证的、发展的、科学的逻辑思维方式来对待本书的规范,通过笔者、读者的共同努力使临床诊疗工作更加规范化。

　　希望通过本书,能达到对妇产科常见疾病的诊疗有一个规范、实用、先进、公认的标准这一初衷。

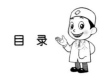

目　录

第一章　基础知识 　　　　　　　　　　　　　　　　　　　　1

　　第一节　妇产科发展历程／1

　　第二节　妇产科特点／7

　　第三节　女性生殖系统／8

　　第四节　妊娠生理／13

第二章　分娩及产褥 　　　　　　　　　　　　　　　　　　　23

　　第一节　分娩／23

　　第二节　产褥／31

第三章　妇产科疾病诊疗 　　　　　　　　　　　　　　　　　40

　　第一节　产科门诊常规／40

　　第二节　正常分娩处理常规／43

　　第三节　早产／49

　　第四节　流产／51

　　第五节　高危妊娠／56

　　第六节　过期妊娠／67

　　第七节　胎盘早剥／70

　　第八节　外阴瘙痒／75

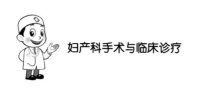

第四章　妊娠疾病诊疗　　　　　　　　　　　　　80

第一节　妊娠剧吐／80

第二节　妊娠高血压综合征／83

第三节　妊娠合并心脏病／91

第四节　妊娠期糖尿病／96

第五节　妊娠合并病毒性肝炎／101

第五章　妇产科手术护理　　　　　　　　　　　　105

第一节　产前护理／105

第二节　产时护理／106

第三节　产后护理／108

第一章　基础知识

第一节　妇产科发展历程

　　我国妇产科学的发展史,从3000多年前有文字记载的殷商时代的甲骨文卜辞中,就有零散的论述。从其发展历程来看,首先重视产育。如现存古典著作《易经·爻辞》中,有"妇孕不育"等记载。先秦战国时代《山海经》中也记载了有食之"宜子"或"无子"的药物。到周朝初年,在民间已流传着许多有关妇科方面的知识,如《曲礼》中说:"娶妻不娶同姓",认识到"男女同姓,其生不蕃"。初步了解血缘亲近配婚者,对生育存在不利的因素,已开始有了优生学说的雏形记载。

　　两千多年前的著名医著《黄帝内经》(简称《内经》),已有妇女解剖、生理、诊断、妇科病等内容的描述。它通过解剖,知道妇女的女子胞是内生殖器官,并系有"胞脉"和"胞络"等。如《素问·上古天真论》中对女性生理及其生长、发育、衰老的客观规律有较详细的论述:"女子七岁,肾气盛,齿更发长;二七而天癸至,任脉通,太冲脉盛,月事以时下,故有子;三七肾气平均,故真牙生而长极;四七筋骨坚,毛发长,身体盛壮;五七阳明脉衰,面始焦,发始堕;六七三阳脉衰于上,面皆焦,发始白;七七任脉虚,太冲脉衰少,天癸竭,地道不通,故形坏而无子也。"由上可知,女子到了十四岁左右便有"天癸至"而月经来潮,标志着青春期的到来,若"阴阳和"则有妊娠的可能。不论到哪一个年龄阶段,肾气的盛衰是关键。女子要到21岁左右才发育成熟而身体盛壮,故后世医书据此提出"必二十而后嫁"的观点,因早婚早育,对母子不利。妇女49岁左右月经逐渐不再来潮,并缺乏生殖能力。在《内经》中对妇人病的病因病理也有记载,如

《素问·阴阳别论》说:"二阳之病发心脾,有不得隐曲,女子不月。"又如《素问·评热病论》中说:"月事不来者,胞脉闭也。胞脉者属心而络于胞中。今气上迫肺,心气不得通,故月事不来也。"以上对妇女月经病的成因描述较详细。《内经》中以妇女的脉象变化来测知妊娠也有深刻的论述,如《素问·腹中论》云:"何以知怀子之且生也?岐伯曰:身有病无邪脉也。"《素问·平人气象论》说:"妇人手少阴脉动甚者,妊子也。"此外,《内经》中对妊娠期的用药原则,亦有记载,如《素问·六元正纪大论》云:"妇人重身,毒之何如……有故无殒也……大积大聚,其可犯也,衰其大半而止,过者死。"并载有"四乌贼骨—蔍茹丸"药方,仍为今天临床所常用。

又据马王堆汉墓出土文物得知,公元前2世纪已有《胎产书》。

据《史记·扁鹊仓公列传》记载:"扁鹊名闻天下,过邯郸,闻贵妇人,即为带下医。"这里所说的"带下"是妇科疾病的统称,即指妇人裙带以下的疾病。"带下医"即指专治妇女经、带、胎、产诸疾的妇科专科医生。由此可见,我国在2 000多年以前,中医学对妇产科就有了一定的认识,并且出现了专门医生。现有文献可查者,最早的女医生为义姁和淳于衍,她们都是西汉时代入宫作为皇后的侍从医生,主要从事妇产科,可称"乳医""女医"。

秦汉时期,汉初《艺文志》记载李柱国校正方技书时,有《妇人婴儿方》《范氏疗妇人方》《徐文伯疗妇人瘕》等,是我国最早的妇科专著,但可惜原书多已散佚。在东汉末张仲景撰著《伤寒杂病论》,据其序言谓参考过《胎胪药录》。在张仲景所著的《金匮要略》中对妇科疾病作了专题研究,全书共6卷,计25篇,其中有3篇专论妇科病。如"妇人妊娠病脉证并治",主要讨论了妊娠出血、妊娠腹痛、妊娠水肿等症;"妇人产后病脉证并治",提出了痉、郁冒、大便难之症,并对产后腹痛、呕逆、下利等症立了治法;还有"妇人杂病脉证并治",论述了热入血室、脏躁、经闭、痛经、漏下、转胞、阴吹等症。既有证候描述,也有方药治疗,共收集30多张方子,如温经汤治月经病,胶艾汤治漏下,红蓝花酒治痛经,抵当汤治血瘀经闭,当归散养血安胎,干姜半夏人参丸治脾胃虚寒的妊娠呕吐,桂枝茯苓丸治癥瘕,甘麦大枣汤治脏燥等。由于上述方子疗效卓著,直到现在对妇产科临床仍有指导意义。其中不仅有内治法,而且还有外治法,如狼牙汤沥阴中,以蛇床子裹成锭剂纳阴中等,开创了妇科冲洗和阴道纳药的先河。这三篇已具备了妇科学的雏形,为后世妇产科学专著打下了理论基础。汉末三国时代外科各医华佗,对妇产科也具有精湛的诊疗技术,能用针和药正确处理胎死不下的病例。综上所述,妇产科学在我国公元3世纪的汉代,已发展到了颇高的水平。

晋代名医王叔和著有《脉经》,其中第九卷专门阐述有关妇产科的脉象和辨证施治。它一方面继承了《内经》《难经》《金匮要略》的主要理论,一方面又有所发挥,对女子的生理、病理现象,有了进一步的认识。他观察到有些妇女的月经,并非一月一行,也没有什么病态反应,所以在《脉经》一书中指出,经水三月一行的叫"居经"。一年一行的叫"避年"。孕初仍有经行而量少者谓之"激经"。又指出临产时脉象变异说:"妇人怀孕离经,其脉浮,设腹痛引腰脊,为今欲生也,但离经者不病也。又法妇人欲生,其脉离经,夜半觉痛,日中则生也。"另外,还指出胎将堕的脉象,也论及产后的常脉和异常脉,以及妇人症瘕积聚的生死脉象等。如"平妇人病生死征第八"中曰:"诊妇人新乳子,脉沉小滑者生,实大坚弦急者死。"

公元7世纪初的隋代,以太医博士巢元方为首,集体编写了一本包括病因、病理、症候学等内容的专著《诸病源候论》,全书共50卷,分67门。其中37卷至44卷是论述妇产科病症的。对妇科病病因病理的讨论,共论列283种病候,其中论妇人杂病有141论,妊娠病61论,将产病3论,难产病7论,产后病71论,每候论列一个证的病因病理,对后世妇产科的发展影响较大。其中,明确妊娠期为十个阴历月左右,并提出要有人工流产法。在《妊娠欲去胎候》中说:"此谓妊娠之人羸瘦,或挟疾病,既不能养胎,兼害妊妇,故去之。"因该书体例是没有方药治疗的,故未附去胎方。

唐代,已设立了太医署,并且有了较完善的医学教育机构。唐代著名医家孙思邈著有《千金要方》,把"妇人方"三卷置于全书之首,收集妇人药方达数百余首,并吸收了不少民间单方验方。在该书序列中说:"先妇人、小儿而后丈夫……则是崇本之义也。"三卷内容包括求子、妊娠疾病、月经病、带下病、杂病等的证治,对疾病的机理认识颇为清楚,比较系统地总结和反映了唐代以前的医学成就。难能可贵的是,孙思邈的《千金要方》中载有绝产的方药和灸法,同时认为必要时应采用各种方法来绝育、避孕或药物堕胎,对生育问题已有正确的认识和措施。对不孕不育患者,认为可能由于女方"子脏闭塞不受精",亦可因"丈夫有五劳七伤,虚羸百疾"所致,其中有不少独到的见解。此外,还提出用铁器断脐,最易使新生儿感染破伤风,孙氏首先提出"断脐不得以刀子割之"。

唐代咎殷在继承前人成果的基础上,又广泛收集了民间单、验方写成《经效产宝》,是我国现存最早的产科专书。分上、中、下三卷及续编一卷。上卷讨论妊娠疾患,安胎法,饮食宜忌及难产等;中、下两卷则叙述各种产后疾患。共计41门,260余方,体例与《千金要方》相似。该书对每类证型,均首列短论,后列方药,讨论尚较精当,足为后世医学法则。有些短论,现在看来仍颇具水平。如论妊娠反应:"夫阻病之候,心中愦愦,头旋眼眩,四肢沉重,懈怠,恶闻食气,好吃酸咸果实。多卧少起,三月四月呕逆,肢节不得自举者。"详尽而且扼要。所附三首处方,用人参、厚朴、白术、茯苓之类健脾利水,橘皮、生姜、竹茹等药化痰止呕,对于妊娠恶阻的治疗,均为可靠,至今后世历代医家仍遵从此方药指导临床治疗。《经效产宝》传本少,已无法窥其原貌。

公元10世纪的宋代,我国已有管理医事的太医局,分为九科,产科(包括妇科)是其中之一,并设有产科教授,共10人。是现今世界医事制度上妇产科最早的独立分科。由于有明确的分科,妇产科学又有了更进一步的发展。如杨子建著有《十产论》一书,详述横产、倒产、碍产等各种难产以及助产方法,是一部较好的妇产科专书。其中转胎手法是医学史上异常胎位转位术的最早记载。

宋代对妇科影响较大的还是陈自明的《妇人良方大全》。因这以前各家著述的专书多偏于胎产方面,而妇科的其他疾病,都包括在大方脉(内科)之中。直到陈自明此书的问世,才概括了妇产全科疾病。全书24卷,分8门,260余论。全书内容丰富,是宋代妇科的杰出作品,并长期为后世所应用。

在宋代由于有了明确的分科,故妇产科的专书和其他各科一样多起来了。除上述之外,还有李师圣、郭稽中的《产育宝庆集》、朱端章的《产科备要》、薛仲轩的《坤元是保》、齐仲甫的《女科百问》、陆子正的《胎产经验方》、无名氏的《产宝诸方》等。

从13世纪至14世纪中叶的金元时代,是我国医学理论进一步发展和深化的时期,也是我国医学史上百家争鸣的时期。主要以刘(完素)、李(东垣)、朱(丹溪)、张(子和)四大家争鸣为主。他们根据各自所处的环境和条件的不同,在学术上也有不同的见解。

刘完素在《素问病机气宜保命集》中提出:"妇人童幼天癸未行之间,皆属少阴;天癸既行,皆从厥阴论之;天癸已绝,乃属太阴经也。"这是后世治少女着重肾经,中年妇女着重肝经,绝经期妇女着重脾经论治的根据。刘完素认为火热之邪是导致各种证候的主要原因,谓"六气皆从火化",治法主用寒凉。故《素问病机气宜保命集》说:"女子不月,先泻心火,血自下也。"即主张用寒凉泻火之法以通经,被后世称为"寒凉派"。

李东垣从"土为万物之母"的理论,提出了"内伤脾胃,百病由生"的论点,常以补脾益气,升阳摄血,升阳除湿等法,广泛应用于妇科临床。他在《兰室秘藏·妇人门》论述经闭不行,曰:"妇人脾胃久虚,或形羸气血俱衰而致经水断绝不行……病名曰血枯经绝,宜泻胃之燥热,补益气血,经自行矣。"其论经漏,则认为"皆由脾胃有亏,下陷于肾,与相火相合,湿热下迫,经漏不止……宜大补脾胃而升举血气"。此法今天用治崩漏,仍多取效。对于产后用药,主张以补血为要。总之,李氏的补脾升阳,益气补血之法,对妇产科疾病具有临床指导作用,被后世称为"补土派"。

朱丹溪著有《格致余论》《丹溪心法》《局方发挥》等。主张因时、因地、因人禀赋而不同，治法以针对气、血、痰为主。理论上提出"阳常有余，阴常不足"之说。对于产前病调治，主张"当清热养血"，认为"产前安胎，黄芩、白术为妙药也"。对产后病治疗，则重在补"虚"。为"养阴派"的倡导者。

张子和著有《儒门事亲》，善用汗、吐、下三法以驱病。在他的医案中，往往用吐、下法驱逐痰水以治月经病而取效。他总结了"凡看妇人病，入门先问经；凡治妇人病，不可轻用破气行血之药，恐有娠在疑似之间也；凡看产后病，须问恶露多少有无，此妇科要诀也。"主张"贵流不贵滞"的理论，认为痰水之邪与气血是互相关联的。这些经验，均为后世所采用，是"攻下派"的倡导者。

以上四大家的经验和理论，从不同角度丰富了妇科学的内容，使妇科的辨证施治，得到了进一步的充实。

明代医家继承了宋、金、元各家的理论和经验而加以总结提高，主要特点是各种医学理论在实践的基础上，更加完备，更为详尽。出现了不少内容系统的妇产科专书。王肯堂的《证治准绳·女科》、薛立斋的《女科撮要》、万全（密斋）的《广嗣纪要》《万氏女科》等。万氏对嗣育问题，提出"种子者，男则清心寡欲以养其精，女则平心静气以养其血"。此外，还有因女子先天生理缺陷而致的不孕症，称"五种不宜"，即所谓螺、纹、鼓、角、脉。

王肯堂的《证治准绳·女科》，是综合前人有关妇产科的论述和治疗方法，分门别类而编次成书。全书内容丰富，博采各家之说，加以发挥，并对小产特别重视，提出："小产不可轻视，将养十倍于正产也。"小产一般都因体弱、病损或跌仆损伤所引起，其体力不若正产时健旺，所以他的立论非常合乎情理。其后武之望所编之《济阴纲目》，基本上以该书为蓝本，集历代妇科之大成，对审证论治立方用药，阐述精详。书中从调经、崩漏、带下以迄胎前、产后，搜罗丰富，分门别类，纲举目张，原委条贯，易于阅读，尤其书上眉注眉批皆为经验之谈，不但可以帮助读者正确认识妇科要旨，更有助于临床治疗上的知常达变。故武氏之书流行颇广。

明代杰出的医药学家李时珍所著的《本草纲目》对月经的生理、正常周期以及异常症候也有论述和发挥。他说："女子，阴类也，以血为主。其血上应太阴，下应海潮，月有盈亏，潮有朝夕，月事一月一行，与之相符，故谓之月水、月信、月经……女子之经，一月一行，其常也；或先或后，或通或塞，其病也。复有变常，而古人并未言及者，不可不知。有行只吐血衄血，或眼耳出血者，是谓逆行……有一生不行而受胎者，是谓暗经。"这是根据中医学说天人相应之理来解释妇女月经的周期性。

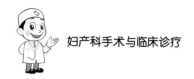

明代还有张景岳的《景岳全书·妇人规》对妇科的生理病理提出不少卓越的见解,对后世妇产科学的发展影响较大。主要学术思想是对女性生理的认识,认为妇女必须注重冲任、脾肾、阴血。如在《经脉诸脏病因》中说:"女人以血为主,血旺则经调而子嗣……故治妇人之病,当以经血为先。"在《经不调》中又说:"调经之要,贵在补脾胃以资血之源;养肾气以安血之室。"以及"行经之际,大忌寒凉等药"等治疗法则。

至清代,妇人杂病科和产科合为妇人科或女科。当时的著作有:肖慎斋的《女科经论》,主要是综合前人的理论,分门别类以编次,但无治疗方法。还有陈修园的《女科要旨》、沈尧封的《女科辑要》及无名氏的《竹林女科》、阎纯玺的《胎产心法》等。而对后世影响较大者有《傅青主女科》。该书对带下、血崩、种子以及妊娠、小产、难产、正产、产后等病均有简要的论述。其立论强调肝、脾、肾对妇女生理病理特点的作用。在调气血、健脾胃、补肝肾中又特别强调保护阴血,且论证治病关顾全面。总之,全书谈症不落古人窠臼,制方不失古人准绳,用药纯和,无一峻品,辨证详明,一目了然。其次,对后世妇产科学有影响的是亟斋居士的《达生编》,书中以简要而通俗的文字论述胎产时应注意的临产六字真言:"睡、忍痛、慢临盆",提出分娩是个生理现象,不必惊慌和操之过急。此六字真言对后世医家在产科治疗中仍有指导意义。此外,《医宗金鉴·妇科心法要诀》为清代吴谦所著,在妇科方面都有较大的贡献。

清末民初以至新中国成立后的几十年间,中医妇科学也有一定的发展。

清末时期由于西洋医学的渗入,出现了"中西汇通"的浪潮,著名医家唐容川、张锡纯等是其中的代表人物。虽然他们没有妇产科学专书,但在其代表著作中每有论及妇科的内容。如唐容川的《血证论》中论述了经血、崩带、瘀血、蓄血、产血、经闭、胎气、抱儿痨等。张锡纯的《医学衷中参西录》有《妇女科》和《女科方》的内容,比较重视调理脾肾和活血祛瘀,如理冲汤(丸)、安冲汤、固冲汤治月经病,寿胎丸用于安胎等,效果显著,为医家所常用。

此外,张山雷著有《女科读》(又名《沈氏女科辑要笺正》),该书以沈尧封的《沈氏女科辑要》为基础,结合自己的经验以引申其义,为之笺正。强调辨证施治,反对固执。对方药使用,有独到见解,敢于在该书中吸收新知,引用新说。

清末民初和新中国成立后还有严鸿志的《女科精华》《女科证治约旨》和《女科医案选粹》(均属退思庐医书),恽铁樵的《妇科大略》、秦伯未的《妇科学》以及蒲辅周的《中医对几种妇女病的治疗法》、时逸人编写的《中国妇科病学》等等,对妇科学理论均有一定造诣。

新中国成立以来,中西医结合在妇科学领域也取得不少的成绩。如中医中药治疗宫颈癌;针灸纠正胎位,可防治难产;中西医结合非手术治疗宫外孕;中医中药治疗功能性子宫出血等。特别是1956年建立中医高等教育学府以后,连续组编了四版中医妇科统一教材,出版了《中国医学百科全书·中医妇科学》,培养了一大批中医妇科人才,为妇女的保健事业做出了贡献。同时,随着中医中药在国际上地位的逐步提高,中医妇科的科研成果也参与国际间的交流。

第二节　妇产科特点

妇产科医学与人的整体密不可分。妇产科医学虽然已经成为一门独立学科。但女性生殖器官仅是整个人体的一部分。妇产科医学虽然有女性独特的生理、心理和病理。

和人体其他脏器或系统均有密切相关性。妇女月经来潮。决不仅是子宫内发生变化,而是由大脑皮层。下丘脑一垂体。卵巢等一系列神经内分泌调节的结果,其中任何一个环节的功能出现异常,均能影响正常月经就是明证。

妇产科医学是个整体,不可分割。妇产科医学虽然人为地分为产科学和妇科学两部分,但两者却有着共同基础,那就是均面对女性生殖器官的生理与病理。且两科疾病多有互为因果关系。不少妇科疾病常常是产科问题的延续,例如,产时盆底软组织损伤可以导致子宫脱垂、产后大出血造成希恩综合征等。不少产科问题又是妇科疾病所造成。例如,输卵管慢性炎症可以引起输卵管妊娠,盆腔肿瘤可以对妊娠及分娩造成影响等,不胜枚举。

妇产科医学是临床医学,也是预防医学。教材中的例子比比皆是。有妇女保健专章;做好定期产前检查可以预防不少妊娠并发症;作好产时处理,能预防难产和产伤;认真开展产前诊断可以及早发现遗传性疾病和先天畸形;开展妇女病普查可以发现早期宫颈癌,这些预防措施均是妇产科医学的重要组成部分。

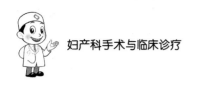

第三节　女性生殖系统

一、外生殖器

1. 阴阜隆起的脂肪垫

位置:耻骨联合前面。

青春期开始生长阴毛,分布呈尖端向下的三角形(女性第二性征)。

2. 大阴唇

一对隆起的皮肤皱襞,位置邻近两股内侧,起自阴阜,止于会阴。

前端:子宫圆韧带终点。

后端:在会阴体前相融合,形成大阴唇的后连合。

外侧面:与皮肤相同,皮层内有皮脂腺和汗腺,青春期长出阴毛。

内侧面:皮肤湿润似黏膜。

皮下脂肪层:富含血管、淋巴管和神经。局部受伤,出血易形成大阴唇血肿。

3. 小阴唇

一对薄皱襞,无毛,富含神经末梢,敏感。

位置:大阴唇内侧。

前端:相互融合,再分为两叶包绕阴蒂,前叶形成阴蒂包皮,后叶与对侧结合形成阴蒂系带。

后端:与大阴唇后端相会合,在正中线形成横皱襞,阴唇系带经产妇受分娩影响,不明显。

4. 阴蒂勃起性组织(与男性阴茎海绵体相似)

位置:两小阴唇顶端的联合处分三部分:

前端:阴蒂头,富含神经末梢,极敏感。仅阴蒂头露见,其直径 6~8 mm。中:阴蒂体,后:分为两个阴脚,附着于各侧的耻骨支上。

5. 阴道前庭两小阴唇之间的裂隙前

阴蒂后:阴唇系带。

在此区域内:前方,尿道外口,后方,阴道口。

舟状窝(阴道前庭窝):阴道口与阴唇系带之间一浅窝。

前庭球又称球海绵体,前庭两侧,由勃起性的静脉丛构成前部与阴蒂相接,后部与前庭大腺相邻,浅层为球海绵体肌覆盖。

前庭大腺又称巴多林腺:

位于大阴唇后部,亦为球海绵体肌所覆盖,如黄豆大,左右各一腺管长(1~2cm),向内侧开口于前庭后方小阴唇与处女膜之间的沟内,性兴奋时分泌黄白色黏液,正常情况检查时不能触及,若因感染腺管口闭塞,形成前庭大腺脓肿,若仅腺管开口闭塞使分泌物集聚,形成前庭大腺囊肿,则两者均能看到或触及。

尿道口尿道的开口,略呈圆形,位于阴蒂头的后下方及前庭前部,尿道旁腺或斯基思腺:尿道口后壁上一对前列腺体,其分泌物有润滑尿道口作用,亦常为细菌潜伏所在。

阴道口及处女膜(vaginal orifice and hymen)阴道口位于尿道口后方、前庭的后部,为阴道的开口,其大小、形状常不规则。阴道口周缘覆有一层较薄黏膜称处女膜。膜的两面均为鳞状上皮所覆盖,其间含结缔组织、血管与神经末梢,有一孔多在中央,孔的形状、大小及膜的厚薄因人而异。

二、内生殖器

女性内生殖器包括阴道、子宫、输卵管及卵巢,后二者称子宫附件。

1.阴道

阴道为性交器官、月经血排出及胎儿娩出的通道。

(1)位置和形态

位于真骨盆下部中央,呈上宽下窄的管道,前壁长7~9cm,与膀胱和尿道相邻,后壁长10~12cm,与直肠贴近上端包围宫颈,环绕宫颈周围的部分称阴道穹隆(阴道穹),按其位置分为前、后、左、右四部分,其中后穹隆最深,与直肠子宫陷凹紧密相邻,为盆腔最低部位,临床上可经此处穿刺或引流。下端开口于阴道前庭后部。

(2)组织结构

阴道壁由黏膜、肌层和纤维组织膜构成,有很多横纹皱襞,故有较大伸展性阴道黏膜呈淡红色,由复层鳞状上皮细胞覆盖,无腺体,阴道黏膜受性激素影响有周期性变化。幼女及绝经后妇女的阴道黏膜上皮甚薄,皱襞少,伸展性小,容易创伤而感染。

阴道肌层由两层平滑肌纤维构成,外层纵行,内层环行,在肌层的外面有一层纤维组织膜,含多量弹力纤维及少量平滑肌纤维。阴道壁因富有静脉丛,故局部受损伤易出血或形成血肿。

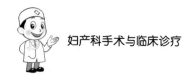

2. 子宫

子宫壁厚、腔小、以肌肉为主的器官。

腔内覆盖黏膜称子宫内膜,青春期后受性激素影响发生周期性改变并产生月经;性交后,子宫为精子到达输卵管的通道;孕期为胎儿发育、成长的部位;分娩时子宫收缩使胎儿及其附属物娩出。

形态成年人子宫呈前后略扁的倒置梨形,重约50 g,长 7~8cm,宽 4~5cm厚 2~3cm;宫腔容量约 5 ml。

子宫峡部在宫体与宫颈之间形成最狭窄的部分,在非孕期长约 1cm,解剖学内口其上端因解剖上较狭窄。

组织学内口其下端困黏膜组织在此处由宫腔内膜转变为宫颈黏膜。

宫颈管宫颈内腔呈梭形称 成年妇女长约 2.5~3.0cm,其下端称宫颈外口。

宫颈阴道部:宫颈下端伸入阴道内的部分。

宫颈阴道上部:在阴道以上的部分。

未产妇的宫颈外口呈圆形;已产妇的宫颈外口受分娩影响形成大小不等的横裂,而分为前唇和后唇。

3. 组织结构宫体和宫颈的结构。

(1)宫体

宫体壁由 3 层组织构成,外层为浆膜层(脏腹膜),中间层为肌层,内层为子宫内膜。

子宫内膜:为一层粉红色黏膜组织,从青春期开始受卵巢激素影响。

功能层:其表面2/3 能发生周期性变化。

基底层;女性生殖系统层,余下1/3 靠近子宫肌层的内膜无周期性变化。

子宫肌层:厚,非孕时厚约0.8cm。肌层由平滑肌束及弹力纤维所组成。肌束纵横交错如网状,大致分3 层:外层多纵行,内层环行,中层多各方交织。肌层中含血管,子宫收缩时血管被压缩,能有效制止产后子宫出血。

子宫浆膜层:为覆盖宫体底部及前后面的腹膜,与肌层紧贴,但在子宫前面近峡部处,腹膜与子宫壁结合较疏松,向前反折以覆盖膀胱,形成膀胱子宫陷凹。

(2)宫颈

主要由结缔组织构成,亦含有平滑肌纤维、血管及弹力纤维。

宫颈管黏膜上皮细胞呈单层高柱状,黏膜层有许多腺体能分泌碱性黏液,形成宫颈管内的黏液栓,将宫颈管与外界隔开。

宫颈阴道部为复层鳞状上皮覆盖,表面光滑。在宫颈外口柱状上皮与鳞状上皮交界处是宫颈癌的好发部位。宫颈黏膜受性激素影响也有周期性变化。

（3）位置

腹膜间位器官。盆腔中央,膀胱与直肠之间,下端接阴道,两侧有输卵管和卵巢,子宫的正常位置呈轻度前倾前屈位,主要靠子宫韧带及骨盆底肌和筋膜的支托作用。活动度大,与膀胱、直肠的充盈度有关,与妊娠有关。

（4）子宫韧

带共有 4 对：

1）圆韧带：有使宫底保持前倾位置的作用。

2）阔韧带：覆盖在子宫前后壁的腹膜自子宫侧缘向两侧延伸达到骨盆壁,形成一对双层腹膜皱襞。阔韧带分为前后两叶,其上缘游离。

3）主韧带：起固定宫颈位置的作用,为保持子宫不致向下脱垂的主要结构。

4）宫骶韧带：将宫颈向后向上牵引,维持子宫处于前倾位置。

若上述韧带、骨盆底肌和筋膜薄弱或受损伤,可导致子宫位置异常,形成不同程度的子宫脱垂。

4. 输卵管

根据输卵管的形态由内向外可分为 4 部分：间质部,峡部,壶腹部,伞部。

5. 卵巢

具有生殖和内分泌功能,产生和排出卵细胞,以及分泌性激素。

三、邻近器官

尿道、膀胱、输尿管、直肠、阑尾。

四、骨盆

女性骨盆是胎儿阴道娩出时必经的骨性产道,其大小、形态对分娩有直接影响。

（一）骨盆的组成

1. 骨盆的骨骼

骨盆由骶骨：5~6 块骶椎、尾骨：4~5 块尾椎、髋骨：2 块,每块髋骨又由髂骨、坐骨、耻骨融合而成。

2. 骨盆的关节

耻骨联合：两耻骨之间有纤维软骨,形成耻骨联合,位于骨盆的前方。

骶髂关节：骶骨和髂骨之间,在骨盆后方。

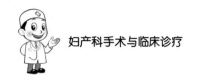

骶尾关节:骶尾关节为骶骨与尾骨的联合处。

骶尾关节活动度与分娩有关。

3. 骨盆的韧带

骨盆各部之间的韧带中有两对重要的韧带。

一对是骶结节韧带骶、尾骨与坐骨结节之间。

一对是骶棘韧带 骶、尾骨与坐骨棘之间。

骶棘韧带宽度即坐骨切迹宽度,是判断中骨盆是否狭窄的重要指标,妊娠期受激素影响,韧带较松弛,各关节的活动性亦稍有增加,有利于分娩时胎儿通过骨产道。

(二)骨盆的分界

髂耻线耻骨联合上缘、髂耻缘及骶岬上缘的连线,将骨盆分为假骨盆和真骨盆两部分。

假骨盆(大骨盆):分界线以上,前:腹壁下部,两侧:髂骨翼,后:第五腰椎。

假骨盆与产道无直接关系,但假骨盆某些经线的长短关系到真骨盆的大小,测量假骨盆的这些径线可作为了解真骨盆的参考(详见骨盆测量)。

真骨盆(小骨盆,骨产道):位于骨盆分界线之下,是胎儿娩出的通道。

真骨盆有上、下两口:骨盆入口,骨盆出口。

骨盆腔的后壁:骶骨与尾骨。

(三)骨盆的类型

根据骨盆形状分为4种类型。

1. 女型

骨盆入口呈横椭圆形,髂骨翼宽而浅,人口横径较前 F 径稍长,耻骨弓较宽,两侧坐骨棘间径≥10cm。最常见,为女性正常骨盆。在我国妇女骨盆类型中占52% ~58.9%。

2. 男型

骨盆入口略呈三角形,两侧壁内聚,坐骨棘突出,耻骨弓较窄,骶坐切迹呈高弓形,骶骨较直而前倾,致出口后矢状径较短。呈漏斗形,易至难产。较少见,1% ~3.7%。

3. 类人猿型

骨盆入口呈长椭圆形,骨盆入口、中骨盆和骨盆的出口横径均缩短,前后径稍长。

4. 扁平型

骨盆入口前后径短而横径长,呈扁椭圆形。耻骨宽,骶骨失去正常弯度,变直向后翘或深弧型,故骨短而骨盆浅。

第四节　妊娠生理

一、受精及受精卵发育、输送与着床

精液射入阴道内,精子离开精液经宫颈管进入宫腔,与子宫内膜接触后。子宫内膜白细胞产生淀粉酶解除精于顶体酶上的"去获能因子"。此时的精子具有受精能力,称精于获能。获能的主要部位是子宫和输卵管。卵子从卵巢排出经输卵管伞部进入输卵管内,停留在壶腹部与峡部连接处等待受精。男女成熟的生殖细胞(精子和卵子)的结合过程称受精。受精发生在排卵后 12 小时内。整个受精过程约需 24 小时。当精子与卵子相遇,精子顶体外膜破裂释放出顶体酶,溶解卵子外围的放射冠和透明带,称顶体反应。借助酶的作用,精子穿过放射冠和透明带。精于头部与卵子表面接触之时,开始受精过程,其他精于不再能进入。已获能的精子穿过次级卵母细胞透明带为受精的开始,卵原核与精原棱融合为受精的完成,形成受精卵标志诞生新生命。

受精卵开始进行有丝分裂的同时,借助输卵管蠕动和纤毛推动,向子宫腔方向移动,约在受精后第 3 日,分裂成由 16 个细胞组成的实心细胞团,称桑葚胚。也称早期囊胚。约在受精后第 4 日,早期囊胚进入子宫腔并继续分裂发育成晚期囊胚。约在受精后第 6 ~ 7 日,晚期囊胚透明带消失之后侵入子宫内膜的过程,称受精卵着床(imbed)。

受精卵着床需经过定位(apposition)、粘着和穿透(penetration)3 个阶段。着床必须具备的条件有:①透明带必须消失;②囊胚细胞滋养细胞必须分化出合体滋养细胞;③囊胚和子宫内膜必须同步发育并相互配合;④孕妇体内必须有足够数量的黄体酮,子宫有一个极短的敏感期允许受精卵着床。此外,由受精后 24 小时的受精卵产生的早孕因子能抑制母体淋巴细胞活性,防止囊胚被母体排斥,并发现环磷酸腺苷(cAMP)能促使子宫组织中 DNA 的合成。有利于受精日着床。

受精卵着床后,子宫内膜迅速发生蜕膜变,致密层蜕膜样细胞增大变成蜕膜细胞。按蜕膜与囊胚的部位关系,将蜕膜分为 3 部分:①底蜕膜:与囊胚极滋养层接触的子宫肌层之间的蜕膜,以后发育成为胎盘的母体部分;②包蜕膜:覆盖在囊胚表面的蜕膜,随囊胚发育逐渐突向富腔。由于蜕膜高度伸展。缺乏营养而逐渐退化,约在妊娠 12

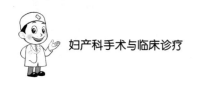

周因羊膜腔明显增大,使包蜕膜和真蜕膜相贴近,子宫腔消失,包蜕膜与真蜕膜逐渐融合,于分娩时这两层已无法分开;③真蜕膜:底蜕膜及包蜕膜以外覆盖子宫腔的蜕膜。

二、胎儿附属物的形成及其功能

胎儿附属物是指胎儿以外的组织,包括胎盘、胎膜、脐带和羊水。

(一)胎盘

胎盘(placenta)是母体与胎儿间进行物质交换的器官,是胚胎与母体组织的结合体。由羊膜、叶状绒毛膜和底蜕膜构成。

1.胎盘的形成

(1)羊膜构成胎盘的胎儿部分

是胎盘最内层。羊膜是附着在绒毛膜板表面的半透明薄膜。羊膜光槽,无血管、神经及淋巴,具有一定的弹性。正常羊膜厚 0.05 mm,白内向外由单层无纤毛立方上皮细胞层、基底膜、致密层、成纤维细胞层和海绵层 5 层组成。电镜见上皮细胞表面有微绒毛,随妊娠进展而增多,以增强细胞的活动能力。

(2)叶状绒毛膜构成胎盘的胎儿部分

占妊娠足月胎盘主要部分。晚期囊胚着床后,滋养层迅速分裂增生。内层为细胞滋养细胞,是分裂生长的细胞;外层为合体滋养细胞。是执行功能的细胞,由细胞滋养细胞分化而来。在滋养层内面有一层细胞称胚外中胚层,与滋养层共同组成绒毛膜。胚胎发育至 13～21 日时,为绒毛膜发育分化最旺盛的时期。此时胎盘的主要结构——绒毛逐渐形成。绒毛形成历经 3 个阶段:①一级绒毛:指绒毛膜周围长出不规则突起的舍体滋养细胞小梁,逐渐呈放射状排列,绒毛膜深部增生活跃的细胞滋养细胞也伸入进去,形成台体滋养细胞小梁的细胞中心索,此时或称初级绒毛,初具绒毛形态;②二级绒毛:指初级绒毛继续增长,其细胞中心索伸展至合体滋养细胞的内层,且胚外中胚层也长人细胞中心索,形成间质中心索;③三级缄毛:指胚胎血管长人间质中心索。约在受精后第 3 周末,当绒毛内血管形成时。建立起胎儿胎盘循环。

与底蜕膜相接触的绒毛,因营养丰富发育良好,称叶状绒毛膜。从绒毛膜板伸出的绒毛于,逐渐分支形成初级绒毛干、次级绒毛干和三级绒毛干。向绒毛间隙伸展,形成终末绒毛网。绒毛末端悬浮于充满母血的绒毛间隙中的称游离绒毛,长人底蜕膜中的称固定绒毛。一个初级绒毛干及其分支形成一个胎儿叶,一个次级绒毛干及其分支形成一个胎儿小叶。一个胎儿叶包括几个胎儿小叶。每个胎盘有 60～80 个胎儿叶、200 个胎儿小叶。由蜕膜板长出的胎盘隔。将胎儿叶不完全地分隔为母体叶,每个母体叶包含数个胎儿叶,每个母体叶有其独自的螺旋动脉供应血液。

每个绒毛干中均有脐动脉和脐静脉,随善绒毛干一再分支,脐血管越来越细。绒毛发育三阶段模式图最终成为毛细血管进入绒毛末端。胎儿血液以每分钟约 500 ml 流量流经胎盘。

孕妇子宫螺旋动脉(也称子宫胎盘动脉)穿过蜕膜扳进入母体叶,血液压力约为 60 ~ 80 mmHg,母体血液靠母体压差,以每分钟 500 ml 流速进入绒毛间隙,绒毛闻隙的血液压力约为 10 ~ 50 mmHg。再经蜕膜板流人蜕膜静脉网,此时压力不足 8 mmHg 母儿间的物质交换均在胎儿小叶的绒毛处进行。可见胎儿血液是经脐动脉直至绒毛毛细血管壁,经与绒毛间隙中的母血进行物质交换,两者不直接相通。而是隔着绒毛毛细血管壁、绒毛间质及绒毛表面细胞层,靠的是渗透、扩散和细胞选择力,再经脐静脉返回胎儿体内。母血则经底蜕膜螺旋动脉开口通向绒毛间隙内,再经开口的螺旋静脉返回孕妇体内。

绒毛组织结构:妊娠足月胎盘的绒毛表面积达 12 ~ 14 m^2,相当于成人肠道总面积。绒毛直径随妊娠进展变小,绒毛内胎儿毛细血管所占空间增加,绒毛滋养层主要由合体竣养细胞组成。细胞滋养细胞仅散在可见,数目极少。滋养层的内层为基底膜,有胎盘屏障作用。

底蜕膜构成胎盘的母体部分,占妊娠足月胎盘很小部分。底蜕膜表面覆盖一层来自固定绒毛的滋养层细胞与底蜕膜共同形成绒毛间隙的底,称蜕膜板。从此板向绒毛膜方向伸出一些蜕膜间隔,一般不超过胎盘全层厚度的 2/3。将胎盘母体面分成肉眼可见的 20 个左右母体叶。

(二)妊娠足月胎盘的大体结构

妊娠足月胎盘呈圆形或椭圆形,重约 450 ~ 650 g(胎盘实质重量受胎血及母血蒸瀑影响较大),直径 16 ~ 20cm,厚 1 ~ 3cm,中间厚,边缘薄。胎盘分为胎儿面和母体面。胎盘胎儿面的表面被覆羊膜呈灰蓝色,光滑半透明,脐带动静脉从附着处分支向四周呈放射状分布,直达胎盘边缘。脐带动静脉分支穿过绒毛膜板,进入绒毛干及其分支。胎盘母体面的表面呈暗红色,胎盘隔形成若干浅沟分成 20 个左右母体叶。

(三)胎盘功能

胎盘功能极复杂,绝非单纯滤过作用。在胎盘内进行物质交换的部位,主要在血管台体膜。血管台体膜是由合体滋养细胞、台体滋养细胞基底膜、绒毛间质、毛细血管基底膜和毛细血管内皮细胞 5 层组成的薄膜。

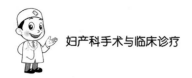

在胎盘内进行物质交换及转运方式有：

①简单扩散：指物质通过细胞质膜从高浓度区扩散至低浓度区，不消耗细胞能量。脂溶性高，分子量 <250，不带荷电物质（如 O_2、CO_2、水、钠钾电解质等），容易通过血管合体膜；

②易化扩散：指尽管也是物质通过细胞质膜从高浓度区向低浓度区扩散，不消耗细胞能量，但速度远较简单扩散快得多，系因细胞质膜有专一载体，而到达一定浓度时，扩散速度明显减慢，此时扩散速度与浓度差不呈正相关，如葡萄糖等的转运；

③主动转运：指物质通过细胞质膜从低浓度区逆方向扩散至高浓度区，需要细胞代谢产生的热能作动力，主要是三磷酸腺苷（ATP）分解为二磷酸腺苷（ADP）时释放的能量，如氨基酸、水溶性维生素及钙、铁等，在胎儿血中浓度均高于母血；

④较大物质可通过血管合体膜裂隙，或通过细胞膜内陷吞噬后继之膜融合，形成小泡向细胞内移动等方式转运，如大分子蛋白质、免疫球蛋白等。

胎盘功能包括气体交换、营养物质供应、排除胎儿代谢产物、防御功能以及合成功能等。

气体交换维持胎儿生命最重要的物质是 O_2。在母体与胎儿之间，O_2 及 CO_2 是以简单扩散方式进行交换，相当于生后肺、小肠、肾的功能。母体子宫动脉血氧分压为 95～100 mmHg，绒毛间隙中的血 PO_2 为 40～50 lk 而胎儿脐动脉血 PO_2 于交换前为 20 nmmg，经绒毛与绒毛间隙的母血进行交换后，胎儿脐静脉血氧分压为 30。氧饱和度可达 70%～80%，母体每分钟可供胎儿氧 7～8 mL/kg。尽管 Pcb 升高并不多，但因胎儿血红蛋白对 q 的亲和力强，能从母血中获得充分的 q。母血 PO_2 受多种因素影响，如心功能不全、血红蛋白值低、肺功能不良，均可明显降低而不利于胎儿。再如妊娠高血压综合征时，绒毛血管常发生闭塞性内膜炎，血管合体膜增厚，加之母体血流量减少，胎儿获氧明显不足而易发生胎儿窘迫。母体子宫动脉血二氧化碳分压（Pc）为 32 mmHg，绒毛间隙中的血 Pc 压为 38～42 Hb 较胎儿脐动脉血 PCOb 为 48 mmHg 稍低，但 CO_2 通过血管合体膜的扩散速度却比吨通过快 20 倍左右，故 c 压容易自胎儿通过绒毛间隙直接向母体迅速扩散。

营养物质供应葡萄糖是胎儿热能的主要来源，以易化扩散方式通过胎盘。胎儿体内的葡萄糖均来自母体。氨基酸浓度胎血高于母血，以主动运输方式通过胎盘。自由脂肪酸能较快地通过胎盘。电解质及维生素多数以主动运输方式通过胎盘。胎盘中含有多种酶。如氧化酶、还原酶、水解酶等。可将复杂化合物分解为简单物质（如蛋白质分解为氨基酸、脂质分解为自由脂肪酸等）。也能将简单物质合成后供给胎儿，如将葡萄糖合成糖原、氨基酸合成蛋白质等。I 酊例外,分子量较大却能通过胎盘,可能与血管合体膜表面有专一受体有关。

排除胎儿代谢产物胎儿代谢产物如尿素、尿酸、肌酐、肌酸等,经胎盘送入母血,由母体排出体外,相当于生后肾的功能。

防御功能胎盘的屏障作用极有限。各种病毒(如风疹病毒、巨细胞病毒等)、分子量小对胎儿有害药物,均可通过胎盘影响胎儿致畸甚至死亡。细菌、弓形虫、衣原体、支原体、螺旋体可在胎盘部位形成病灶,破坏绒毛结构进入胎体感染胎儿。母血中免疫抗体如蛳能通过胎盘,胎儿从母体得到抗体,使其在生后短时间内获得被动免疫力。

合成功能胎盘具有活跃的合成物质的能力,主要合成激索和酶。台成的激素有蛋白激素和甾体激素两大类。蛋白激素有人绒毛膜促性腺激素、人胎盘生乳索、妊娠特异性 BI 糖蛋白、人绒毛膜促甲状腺激素等。甾体激素有雌激素、孕激素等。合成的酶有缩宫素酶、耐热性碱性磷酸酶等。

人绒毛膜促性腺激素:由合体滋养细胞分泌的一种糖蛋白激隶。约在受精后第 6 日受精卵滋养层形成时。开始分秘微量人绒毛膜促性腺激素。着床后用特异 HcG－B 抗血清能在母血中测出人绒毛膜促性腺激素。在妊娠早期分泌量增加很快,约 1.7～2 日即增长一倍,至妊娠 8～10 周血清浓度达最高峰约为 50～100,持续 1～2 周后迅速下降,妊娠中晚期血清浓度仅为峰值的 10%,持续至分娩。分娩后若无胎盘残留,约于产后 2 周内消失。

分子量为 36700 的糖蛋白激素,α 亚基与垂体分泌的 FSH(尿促卵泡末)、LH(黄体生成素)和 TSH(促甲状腺激素)等基本相似,故相互间能发生交叉反应,而 β 亚基的结构各不相似。β－HCG 与 β－LH 结构相近,但最后 24 个氨基酸延长部分在 β－LH 中不存在。用一定量的 HCG 抗体与 125 I～HCG 和 HCG 标准或标本加在一起温育,使 125 I～HCG 与 HCG 抗体进行竞争性免疫反应,反应平衡后,利用分离剂使结合部分与游离部分分离,离心分离后,分别测定结合部分的放射性计数,计算出相应各标准浓度和标本的相对百分结合率 Bi/B0%,以标准浓度为横坐标,Bi/B0% 为纵坐标,绘出标准曲线,再根据标本结合百分率从标准曲线上查出相应的 HCG 含量。

HCG 的功能尚未完全明了。已知的主要功能有:

具有 FSH 和 LH 的功能,维持月经黄体的寿命,使月经黄体增大成为妊娠黄体;促进雄激素芳香化转化为雌激素,同时刺激黄体酮形成;抑制植物凝集素对淋巴细胞的刺激作用,人绒毛膜促性腺激素可吸附于滋养细胞表面,以免胚胎滋养层细胞被母体淋巴细胞攻击;类 LH 功能,在胎儿垂体分泌 LH 以前,刺激胎儿睾丸分泌睾酮促进男

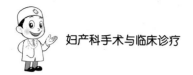

性性分化;还可促进性腺发育,对男性能刺激睾丸中间质细胞的活力,增加雄性激素(睾酮)的分泌。对垂体联合缺陷的男性患者的治疗有重要意义,不仅能促进性腺发育及雄性激素的分泌,还能促进第二性征发育。

人胎盘生乳素(HPL):胎盘生乳素是由胎盘合体滋养细胞合成,为不含糖分子的单链多肽激素。胎盘生乳素自妊娠 5 周时即能从孕妇血中测出,随妊娠进展,胎盘生乳素水平逐渐升高,于孕 39～40 周时达到高峰,产后迅速下降。

由合体滋养细胞分泌。血清妊娠 21～22 周:1.8±0.4 mg/L(1.4±0.8 μg/ml);妊娠 37～38 周:10±3.99 mg/L(10±3.99 μg/ml);妊娠 39～40 周:7.03±2.6 mg/L(7.03±2.6 μg/ml);妊娠 41～42 周:6.6±1.88 mg/L(6.6±1.88 μg/ml);妊娠 42 周以上:6.6±2.09 mg/L(6.6±2.09 μg/ml)。HPL 值增高:双胎妊娠、妊娠合并糖尿病、母子血型不合、过期妊娠儿综合征、巨大儿。HPL 值降低:葡萄胎、先兆流产、妊娠高血压综合征、胎儿宫内发育迟缓、小胎盘和小样儿等。需要检查的人群:妊娠中、晚期妇女。

HPL 的主要功能有:①与胰岛素、肾上腺皮质激素协同作用于乳腺腺泡,促进腺泡发育,蒯激乳腺上皮细胞合成乳白蛋白、乳酪蛋白、乳珠蛋白,为产后泌乳做好准备;②有促胰岛素生成作用,使母血胰岛素值增高,增加蛋白质合成;③通过脂解作用提高游离脂肪酸、甘油浓度,以游离脂肪酸作为能源,抑制对葡萄糖的摄取,使多余葡萄糖运送给胎儿。成为胎儿的主要能源,也成为蛋白合成的能振。因此,ⅢL 是通过母体促进胎儿发育的重要"代谢调节因子"。

妊娠特异性 β1 糖蛋白(PSG1):是一种妊娠期特有的糖蛋白,由合体滋养细胞分泌,含糖量为 29.3%,半衰期约为 30 小时。受精卵着床后。PSG1 进入母血循环,其值逐渐上升,至妊娠足月可达 200 mg/k 母血古量最多,羊水值比母血值约低 100 倍。脐血值比母血值约低 1 000 倍。可用于预测早孕、早孕并发症的预后。并可作为监测宫内胎儿情况的一项指标。

人绒毛膜促甲状腺激素(HCT):是一种糖蛋白激素,分子量约为 28 000,其活性与促甲状腺激素类似,在妊娠期间的生理作用尚不明确。

雌激素:为甾体激素。雌激素于妊娠期间明显增多,主要来自胎盘及卵巢。于妊娠早期,主要由黄体产生雌二醇和雌酮。于妊娠 10 周后,胎盘接替卵巢产生更多量雌激素,至妊娠末期雌三醇值为非孕妇女的 1 000 倍,雌二醇及雌酮值为非孕妇女的 100 倍。

雌激素生成过程:胎盘使母体内的胆固醇转变为孕烯醇酮后。经胎儿肾上腺胎儿带合成硫酸脱氢表雄酮,再经胎儿肝内 16a - 羟化酶作用形成 16a - 羟基硫酸脱氢表雄酮,接着经胎盘合体滋养细胞在硫酸醋酶作用下。去硫酸根成为 160 - OH - DHA,随后经胎盘芳香化酶作用成为 16a - 羟基雄烯二酮,最后形成游离雌三醇。可见雌激素是由胎儿、胎盘共同产生,故称胎儿—胎盘单位。雌三醇前身物质虽来自母体和胎儿,但脐动脉血中 16a - OH - DHAS 值最高,表明胎儿肾上腺及肝产生雌三醇前身物质,是胎盘合成雌三醇的主要来源。

孕激素:为甾体激素。孕酮即黄体酮,是由卵巢黄体分泌的一种天然孕激素,在体内对雌激素激发过的子宫内膜有显著形态学影响,为维持妊娠所必需。

黄体酮正常值:妊娠早期 63.6 ~ 95.4,妊娠中期 159 ~ 318,妊娠晚期 318 ~ 1272。

血中黄体酮含量降低见于以下情况:

先兆流产,宫外孕,早产,闭经,不孕症。

肾上腺,甲状腺功能严重失调也可影响卵巢功能,使排卵发生障碍,黄体酮含量也会相应降低。

主要作用:

使经雌激素作用而增生的子宫内膜出现分泌现象,宫颈黏液变得黏稠,精子不易通过。此外,还可以抑制母体的免疫反应,防止母体将胎儿排出体外造成流产。

抑制输卵管的蠕动。

逐渐使阴道上皮细胞角化现象消失,脱落的细胞多蜷缩成堆。

促使乳腺小泡的发育,但必须在雌激素刺激乳腺管增生之后才起作用。

有致热作用,可能系通过中枢神经系统使体温升高约 0.5℃(提高体温调定点)并在黄体期维持高温,使得体温呈双相变化,可以通过对基础体温的检测来检测排卵(BBT)。

促使体内钠和水的排出。

通过丘脑下部抑制垂体促性腺激素的分泌。

孕激素与雌激素既有拮抗作用又有协同作用。孕期此两种激素在血中上升曲线平行,孕末期达高峰,分娩时子宫的强有力收缩,与孕激素和雌激素的协同作用有关。

缩宫素酶:由合体滋养细胞产生的一种糖蛋白,分子量约为 30 万。因能使缩宫素在胱氨酸分子上发生裂解。随妊娠进晨逐渐增多,其生物学意义尚不十分明了,主要使缩宫素分子灭活,起到维持妊娠的作用。胎盘功能不良时,血中缩宫素酶活性降低,见于死胎、妊高征、胎儿宫内发育迟缓时。

耐热性碱性磷酸酶(HSAP):由合体滋养细胞分泌。于妊娠 16 ~ 20 周母血中可测

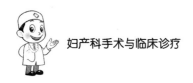

出此酶。随妊娠进展而增多,直至胎盘娩出后其值下降,产后 3~6 日内消失。多次动态测其数值,可作为胎盘功能检查的一项指标。

（四）胎膜

胎膜是由绒毛膜和羊膜组成。胎膜外层为绒毛膜,在发育过程中缺乏营养供应而逐渐退化萎缩成为平滑绒毛膜,至妊娠晚期与羊膜紧密相贴,但能与羊膜分开。胎膜内层为羊膜,与覆盖胎盘、脐带的羊膜层相连。于妊娠 14 周末,羊膜与绒毛膜的胚外中胚层相连封闭胚外体腔,羊膜腔占据整个子宫腔并随妊娠进展而逐渐增大。胎膜含有甾体激素代谢所需的多种酶活性,故和甾体激素代谢有关。胎膜舍多量花生四烯酸（前列腺素前身物质）的磷脂,且含有能催化磷脂生成游离花生四烯酸的溶酶体,故胎膜在分娩发动上有一定作用。

（五）脐带

体蒂是脐带的始基,胚胎及胎儿借助脐带悬浮于羊水中。脐带是连接胎儿与胎盘的带状器官,脐带一端连于胎儿腹壁脐轮。另一端附着于胎盘胎儿面。妊娠足月胎儿的脐带长约 30~70cm,平均约 50cm,直径 1.0~2.5cm,表面被羊膜覆盖呈灰白色。脐带断面中央有一条管腔较大、管壁较薄的脐静脉;两侧有两条管腔较小、管壁较厚的脐动脉。血管周围为含水量丰富来自胚外中胚层的胶样胚胎结缔组织称华通胶,有保护脐血管的作用。由于脐血管较长,使脐带常呈螺旋状迂曲。脐带是母体及胎儿气体交换、营养物质供应和代谢产物排出的重要通道。若脐带受压致使血流受阻时。缺氧可致胎儿窘迫。甚至危及胎儿生命。

（六）羊水

充满在羊膜腔内的液体称羊水,妊娠不同时期的羊水来源、容量及组成均有明显改变。

1. 羊水的来源

妊娠早期的羊水。主要是母体血清经胎膜进入羊膜腔的透析液。这种透析也可经脐带华通胶和胎盘表面羊膜进行,但量极少。当胚胎血循环形成后。水分和小分子物质还可经尚未角化的胎儿皮肤漏出。此时羊水成分除蛋白质含量及钠浓度偏低一柏一外。与母体血清及其他部位组织间液成分极相似。

妊娠中期以后,胎儿尿液是羊水的重要来源。妊娠 11~14 周时,胎儿肾脏已有排泄功能,于妊娠 14 周发现胎儿膀胱内有尿液,胎儿尿液排至羊膜腔中,使羊水的渗透压逐渐降低,肌酐、尿素、尿酸值逐渐增高。此时期胎儿皮肤的表皮细胞逐渐角化。不再是羊水的来源。胎儿通过吞咽羊水使羊水量趋于平衡。胎肺虽可吸收羊水,但其量甚微,对羊水量无大的影响。

2.羊水的吸收

羊水的吸收约50%由胎膜完成。胎膜在羊水的产生和吸收方面起重要作用,尤其是与子宫蜕膜接近的部分,其吸收功能远超过覆盖胎盘的羊膜。妊娠足月胎儿每日吞咽羊水约500 mA,经消化道进入胎儿血循环,形成尿液再排至羊膜腔中,故消化道也是吸收羊水的重要途径。此外。脐带每小时可吸收羊水40～50 ral。胎儿角化前皮肤也有吸收羊水功能,但量很少。

3.母体、胎儿、羊水三者间的液体平衡

羊水在羊膜腔内并非静止不动。而是不断进行液体变换,以保持羊水量的相对恒定。母儿间的液体交换,主要通过胎盘,每小时约3 600 mi。母体与羊水的交换,主要通过胎膜,每小时约400 ral。羊水与胎儿的交换。主要通过胎儿消化管、呼吸道、泌尿道以及角化前皮肤等,交换量较少。

4.羊水性状、成分

羊水的成分98%是水,另有少量无机盐类、有机物荷尔蒙和脱落的胎儿细胞。羊水的数量,一般来说会随着怀孕周数的增加而增多,在20周时,平均是500毫升;到了28周左右,会增加到700毫升;在32～36周时最多,约1 000～1 500毫升;其后又逐渐减少。因此,临床上是以300～2 000毫升为正常范围,超过了这个范围称为"羊水过多症",达不到这个标准则称为"羊水过少症",这两种状况都是需要特别注意的。

羊水在早孕时即形成,这时羊水主要来源于母亲血液的透析物质,部分来自胎儿的血浆。孕4个月时,胎儿的尿液混入羊水中,羊水中溶质的浓度下降,钠含量下降。足月时,胎儿的尿液进入羊水中,使得羊水的渗透压较妈妈与胎儿血浆低。随着孕龄的进展,羊水量也增加。妊娠7个月时羊水量可达1 000毫升,以后又逐渐减少,到足月妊娠时羊水量约为500～800毫升,而在妊娠过期时羊水又显著减少。

在正常生理情况下,羊水更新较快,一般认为羊水每3小时就会更新一次,羊水在胎儿的生理代谢方面起着非常重要的作用。

从羊水的形成机理中可以看出,在早孕时羊水的成分与母亲血浆相同,只是蛋白质成分低。随着孕龄的进展,来源于胎儿肺的磷脂逐渐积聚于羊水中。羊水中98%～99%是水,1%～2%溶质。羊水中也含有葡萄糖、脂肪和有机物。医学上常化验羊水中的某些成分来了解胎儿的健康状况。整个孕期胎儿都在羊水中舒适地度过。

羊水与胎儿关系密切:实际上羊水与胎儿之间有较密切的关系,医生常常依据羊

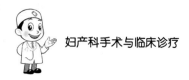

水的性状,间接了解胎儿在宫内的生长情况是否正常,反之也可以通过胎儿的健康状况来了解羊水的情况。

5.羊水的功能

保护胎儿胎儿在羊水中自由活动,不致受到挤压,防止胎体畸形及胎肢牯连;保持羊膜腔内恒温;适量羊水避免子宫肌壁或胎儿对脐带直接压迫所致的胎儿窘迫;有利于胎儿体液平衡,若胎儿体内水分过多可采取胎尿方式排至羊水中;临产宫缩时,尤在第一产程初期,羊水直接受宫缩压力能使压力均匀分布,避免胎儿局部受压。

保护母体妊娠期减少因胎动所致的不适感;临产后,前羊水囊扩张子宫颈口及阴道;破膜后羊水冲洗阴道减少感染机会。

第二章　分娩及产褥

第一节　分娩

妊娠满 28 周及以后的胎儿及其附属物。从临产发动至从母体全部娩出的过程，称分娩。妊娠满 28 周至不满 37 足周（196～258 日）分娩称早产；妊娠满 37 周至不满 42 足周（259～293 日）间分娩称足月产；妊娠满 42 周及其后（294 日及 294 日以上）分娩称过期产。

总产程即分娩全过程，是指从开始出现规律宫缩直到胎儿胎盘娩出。临床分为 3 个产程。

第一产程又称宫颈扩张期。从开始出现间歇 5～6 分钟的规律宫缩到宫口开全。初产妇的宫颈较紧，宫口扩张较慢，约需 11～12 小时；经产妇的宫颈较松，宫口扩张较快，约需 6～8 小时。

第二产程又称胎儿娩出期。从宫口开全到胎儿娩出。初产妇约需 1～2 小时；经产妇通常数分钟即可完成，但也有长达 1 小时。

第三产程又称胎盘娩出期。从胎儿娩出到胎盘娩出，约需 5～15 分钟，不应超过 30 分钟。

一、第一产程的临床经过及处理

（一）临床表现

规律宫缩产程开始时，宫缩持续时间较短（约 30 秒）且弱，间歇期较长（5～6 分

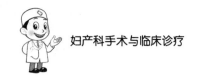

钟)。随产程进展,持续时间渐长(50~60秒)且强度增加,间歇期渐短(2~3分钟)。当宫口近开全时,宫缩持续时间可长达1分钟或以上。间歇期仅1~2分钟。

宫口扩张通过肛诊或阴道检查,可以确定宫口扩张程度。当宫缩渐频且不断增强时,宫颈管逐渐短缩直至消失,宫口逐渐扩张。宫口于潜伏期扩张速度较慢,进入恬跃期后宫口扩张速度加快。若不能如期扩张,多因宫缩乏力、胎位不正、头盆不称等原因。当宫口开全(10cm)时,宫口边缘消失,子宫下段及阴道形成宽阔筒腔。

胎头下降程度是决定能否经阴遭分娩的重要观察项目。为能准确判断胎头下降程度,应定时行肛门检查,以明确胎头颅骨最低点的位置,并能协助判断胎位。

胎膜破裂:简称破膜。宫缩时,子宫羊膜腔内压力增高,胎先露部下降,将羊水阻断为前后两部,在胎先露部前面的羊水量不多约100 ml称前羊水,形成的前羊水囊称胎胞,它有助于扩张富口。宫缩继续增强。子宫羊膜腔内压力更高,可达5.3~8.0。当羊膜腔压力增加到一定程度时胎膜自然破裂。破膜多发生在宫口近开全时。

(二)观察产程及处理

为了细致观察产程,做到检查结果记录及时,发现异常能尽早处理,目前多采用产程图。塑料导管内充满液体。外端联接压力探头即可记录宫缩产生的压力,所得结果较准确,但有引起宫腔内感染的缺点。

胎心:

①用听诊器:于潜伏期在富缩间歇时每隔1~2小时听胎心一次。进入活跃期后,宫缩频时应每15~30分钟听胎心一次,每次听诊1分钟。此法简便,但仅能获得每分钟的胎心率,不能分辨瞬间变化,不能识别胎心率的变异及其与宫缩、胎动的关系,容易忽略胎心率的早期改变。

②用胎心监护仪:描记的胎心曲线,多用外监护。将测量胎心的探头置于胎心音最响亮的部位。以窄腹带固定于腹壁上,观察胎心率的变异及其与宫缩、胎动的关系。此法能判断胎儿在宫内的状态。明显优于用听诊器。于第一产程后半期,当宫缩时胎头受压,脑血流量一时性减少,致使胎儿一时性缺氧,胎心率一过性减慢,但每分钟不应少于100次。宫缩后胎心率迅即恢复原来水平为早期减速。若宫缩后出现胎心率减慢且不能迅即恢复,胎心率120次/分或160次/分,均为胎儿缺氧表现。应边找原因边处理,需立即给产妇吸氧,改左侧卧位等处理。

宫口扩张及胎头下降描记出宫口扩张曲线及胎头下降曲线,是产程图中重要的两项。最能说明产程进展情况,并能指导产程的处理。只有掌握宫口扩张及胎头下降的规律性,才能避免在产程进展中进行不适当干预。

宫口扩张曲线:第一产程分为潜伏期和活跃期。潜伏期是指从开始出现规律宫缩至宫口扩张 3cm。此期间扩张速度较慢,平均每 2～3 小时扩张 1cm,约需 8 小时,最大时限为 16 小时,超过 16 小时称潜伏期延长。活跃期是指宫口扩张 3～10cm。此期间扩张速度明显加快,约需 4 小时,最大时限为 8 小时。超过 8 小时称活跃期延长,可疑有难产因素存在。活跃期又划分 3 期,最初是加速期,是指宫口扩张 3cm 至 4 曲,约 1 小时 30 分钟;接着是最大加速期,是指富口扩张 4cm～9cm,约需 2 小时;最后是减速期,是指宫口扩张 9cm～10cm,约需 30 分钟,然后进入第二产程。

胎头下降曲线:是以胎头颅骨最低点与坐骨棘平面的关系标明。

胎膜破裂胎膜多在宫口近开全时自然破裂,前羊水流出。一当胎膜破裂。应立即听胎心,观察羊水性状、颜色和流出量,并记录破膜时间。先露为胎头时羊水呈黄绿色混有胎粪,警惕胎儿窘迫,应立即行阴道检查明确有无脐带脱垂,并给予紧急处理。羊水清而胎头仍浮动时蓄卧床防止脐带脱垂。破膜超过 12 小时尚未分娩应给予抗炎药物预防感染。

精神安慰产妇的精神状态能够影响宫缩和产程进展。特别是初产妇,由于产程较长。容易产生焦虑、紧张和急躁情绪,不能按时进食和很好休息。助产人员应安慰产妇井耐心讲解分娩是生理过程,增强产妇对自然分娩的信心,调动产妇的积极性与助产人员密切合作,以便能顺利分娩。若产妇精神过度紧张,宫缩时喊叫不安,应在宫缩时指导作深呼吸动作,或用双手轻揉下腹部。若产妇腰骶部胀痛时,用手拳压迫腰骶部,常能减轻不适感。也可选用针刺双侧太冲及三阴交穴。以减轻疼痛感觉。

血压于第一产程期间,宫缩时血压常升高 5～10 mmHg,间歇期恢复原状。应每隔 4～6 小时测量一次。若发现血压升高。应酌情增加测量次数,并给予相应处理。

饮食鼓励产妇少量多次进食,吃高热量易消化食物,并注意摄入足够水分,以保证精力和体力充沛。

活动与休息。临产后,若宫缩不强,未破膜。产妇可在病室内括动,加速产程进展。若初产妇宫口近开全,或经产妇富口已扩张 4 绷时,应卧床并行左侧卧位。

排尿与排便临产后,应鼓励产妇每 2～4 小时排尿一次,以免膀胱充盈影响宫缩及胎头下降。因胎头压迫引起排尿困难者,应警惕有头盆不称,必要时导尿。初产妇宫口扩张≤4cm、经产妇＜2cm 时应行温肥皂水灌肠,既能清除粪便避免分娩时排便拧染,又能通过反射作用刺激宫缩加速产程进展。但胎膜早破、阴道流血、胎头未衔接、胎位异常、有剖宫产史、宫缩强估计 1 小时内即将分娩以及患严重心脏病等,均不宜灌肠。

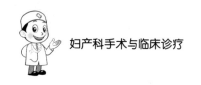

肛门检查临产后应适时在宫缩时进行,次数不应过多。临产初期隔4小时查一次,经产妇或宫缩额者间隔应缩短。肛查能了解宫颈软硬程度、厚薄,宫口扩张程度(其直径以咖计算),是否破膜,骨盆腔大小,确定胎位以及胎头下降程度。

肛门检查方法:产妇仰卧,两腿屈曲分开。检查者站在产妇右侧。检查前用消毒纸遮盖阴道口避免粪便污染阴道。右手食指戴指套蘸肥皂水轻轻伸入直肠内。拇指伸直。其余各指屈曲以利食指深入。检查者在直肠内的食指向后触及尾骨尖端,了解尾骨活动度,再查两侧坐骨棘是否突出并确定胎头高低,然后用指端掌侧探查子宫颈口,摸清其四周边缘,估计宫口扩张的厘米数。当宫口近开全时,仅能摸到一个窄边。当宫口开全时,则摸不到宫口边缘,未破膜者在胎头前方可触到有弹性的胎胞。已破膜者则能直接触到胎头,若无胎头水肿,还能摸清颅缝及囟门的位置,有助于确定胎位。若触及有血管搏动的索状物,考虑为脐带先露或脐带脱垂,需及时处理。

阴道检查应在严密消毒后进行,并不增加感染机会。阴道检查能直接摸清胎头,并能触清矢状缝及囟门确定胎位、宫口扩张程度,以决定其分娩方式。适用于肛查胎先露部不明、宫口扩张及胎头下降程度不明、疑有脐带先露或脐带脱垂、轻度头盆不称经试产4~6小时产程进展缓慢者。

其他外明部位应剃除阴毛,并用肥皂水和温开水清洗;初产妇、有难产史的经产妇,应再次行骨盆外测量;有妊娠合并症者,应给予相应治疗等。

二、第二产程的临床经过及处理

(一)临床衰现

宫口开全后,胎膜多已自然破裂。若仍未破膜,常影响胎头下降。应行人工破膜。破膜后,宫缩常暂时停止,产妇略感舒适,随后重现宫缩且较前增强,每次持续1分钟或以上,间歇期仅1~2分钟。当胎头降至骨盆出口压迫骨盆底组织时,产妇有排便感,不自主地向下屏气。随着产程进展,会阴渐膨隆和变薄,肛门括约肌松弛。于宫缩时胎头露出于阴道口,露出部分不断增大。在宫缩间歇期。胎头又缩回阴道内,称胎头拨露。直至胎头双顶径越过骨盆出口。宫缩间歇时胎头也不再回缩,称胎头着冠。此时会阴极度扩张,产程继续进展。胎头枕骨于耻骨弓下露出,出现仰伸动作,接着出现胎头复位及外旋转后,前肩和后肩相继娩出,胎体很快娩出,后羊水随之涌出。

经产妇的第二产程短,上述临床表现不易截然分开,有时仅需几次宫缩,即可完成胎头的娩出。

（二）观察产程及处理

密切监测胎心此期宫缩频而强,需密切监测胎儿有无急性缺氧,应勤听胎心,通常每5～10分钟听一次,必要时用胎儿监护仪观察胎心率及其基线变异。若发现胎心确有变化,应立即作阴道检查,尽快结束分娩。

指导产妇屏气宫口开全后,指导产妇正确运用腹压,方法是让产妇双足蹬在产床上,两手握住产床上的把手,宫缩时先行深吸气屏住,然后如解大便样向下用力屏气以增加腹压。于宫缩间歇时。产妇全身肌肉放松、安静休息。宫缩再现时,再作同样的屏气动作,以加速产程进展。若发现第二产程延长,应及时查找原因,尽量采取措施结束分娩,避免胎头长时间受压。

接产准备初产妇宫口开全、经产妇宫口扩张4锄且宫缩规律有力时,应将产妇进至产室作好接产准备工作。让产妇仰卧于产床上(或坐于特制产椅上行坐位分娩),两腿屈曲分开,露出外阴部,在臀下放一便盆或塑料布,用消毒纱布球蘸肥皂水擦洗外阴部。顺序是大阴唇、小阴唇、阴阜、大腿内上1/3会阴及肛门周围。然后用温开水冲掉肥皂水,为防止冲洗液流入阴道,用消毒干纱布球盖住阴道口,最后以0.1%苯扎溴铵(新洁尔灭)液冲洗或涂以碘附进行消毒,随后取下阴道口的纱布球和臀下的便盆或塑料布。铺以消毒巾于臀下。接产者按无菌操作常规洗手、戴手套及穿手术衣后,打开产包,铺好消毒巾准备接产。

接产擦洗顺序:

①会阴撕裂的诱因:会阴水肿、会阴过紧缺乏弹力、耻骨弓过低、胎儿过大、胎儿娩出过快等,均易造成会阴撕裂,接产者在接产前应作出正确判断。

②接产要领:保护会阴的同时,协助胎头俯屈,让胎头以最小径线(枕下前囟径)在宫缩间歇时缓慢地通过阴道口,是预防会阴撕裂的关键,产妇与接产者充分合作才能做到。接产者还必须正确娩出胎肩,胎肩娩出时也要注意保护好会阴。

③接产步骤:接产者站在产妇右边,当胎头拨露使阴唇后联台紧张时,应开始保护会阴。方法是:在会阴部盖消毒巾,接产者右肘支在产床上,右手拇指与其余四指分开,利用手掌大鱼际肌顶住会阴部。每当宫缩时应向上内方托压,同时左手应轻轻下压胎头枕部,协助胎头俯屈和使胎头缓慢下降。宫缩间歇时。保护会阴的右手稍放松,以免压迫过久引起会阴水肿。当胎头枕部在耻骨弓下露出时,左手应按分娩机制协助胎头仰伸。此时若宫缩强。应嘱产妇张口哈气消除腹压作用,让产妇在宫缩间歇时稍向下屏气,使胎头缓慢娩出。当胎头娩出见有脐带绕颈一周,可用手将脐带顺胎肩推下或从胎头滑下。若脐带绕颈过紧或绕颈2周或以上,可先用两把血管钳将其一

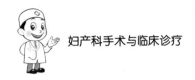

段央住从中剪断脐带,注意勿伤及胎儿颈部。

胎头娩出后,右手仍应注意保护会阴。不要急于娩出胎肩,而应先以左手白鼻根向下藏挤压,挤出口鼻内的黏液和羊水,然后协助胎头复位及外旋转,使胎儿双肩径与骨盆出口前后径相一致。接产者的左手向下轻压胎儿颈部,使前肩从耻骨弓下先娩出。再托胎颈向上使后肩从会阴前缘缓慢娩出。双肩娩出后,保护会阴的右手方可放松。然后双手协助胎体及下肢相继以侧位娩出,并记录胎儿娩出时间。

胎儿娩出后 1~2 分钟内断扎脐带,在距脐带根部 15~20cm 处,用两把血管钳钳夹,在两钳之间剪断脐带。胎儿娩出后,在产妇臀下放一弯盘接血。以测量出血量。

④会阴切开指征:会阴过紧或胎儿过大,估计分娩时会阴撕裂不可避免者,或母儿有病理情况急需结束分娩者,应行会阴切开术。

⑤会阴切开术:包括会阴后。斜切开术及会阴正中切开术。

会阴左侧后一斜切开术:阴部神经阻滞及局部浸润麻醉生效后,术者于宫缩时以左手中、食两指伸入阴道内,撑起左侧阴道壁起到引导剪开方向并保护胎头不受损伤。右手用钝头直剪自会阴后联合中线向左侧 4y 方向切开会阴。会阴高度膨隆时应为 600~700。切口长约 4~5cm,注意阴道黏膜与皮肤切口长度一致。会阴切开后出血较多,不应过早切开。切开后用纱布压迫止血,必要时钳央结扎止血。缝合最好在胎盘娩出后进行。

会阴正中切开术:局部浸润麻醉后,术者于宫缩时沿会阴后联合中央垂直切开,长约 2cm,切勿损伤肛门括约肌。此法有剪开组织少、出血量不多、术后局部组织肿胀及疼痛均轻微等优点,但切口有自然延长撕裂肛门括约肌的危险。故胎儿大、接产技术不熟练者不宜采用。

三、第三产程的临床经过及处理

(一)临床表现

胎儿娩出后,宫底降至脐平,产妇感到轻松,宫缩暂停数分钟后重又出现。由于宫腔容积明显缩小,胎盘不能相应缩小与子宫壁发生错位而剥离。剥离面有出血,形成胎盘后血肿。由于子宫继续收缩,增加剥离面积,直至胎盘完全剥离而排出。

胎盘剥离征象有:①宫体变硬呈球形。胎盘剥离后降至于宫下段。下段被扩张,宫体呈狭长形被推向上,宫底升高迭脐上;②剥离的胎盘降至子宫下段,阴道口外露的一段脐带自行延长;③阴道少量流血;④用手掌尺侧在产妇耻骨胎盘剥离时于宫的形状联合上方轻压子宫下段时,宫体上升而外露的脐带不再回缩。

胎盘剥离及排出方式有两种:①胎儿面娩出式:胎盘胎儿面先排出。胎盘从中央开始剥离。而后向周围剥离,其特点是胎盘先排出,随后见少量阴道流血,多见;②母体面娩出式:胎盘母体面先排出。胎盘从边缘开始剥离,血液沿剥离面流出,其特点是先有较多量阴道流血,胎盘后排出,少见。

(二)处理

新生儿处理:

清理呼吸道:断脐后继续清除呼吸道黏液和羊水,用新生儿吸痰管或导尿管轻轻吸除新生儿咽部及鼻腔黏液和羊水,以免发生吸入性肺炎。当确认呼吸道黏液和羊水已吸净而仍未啼哭时,可用手轻拍新生儿足底。新生儿大声啼哭表示呼吸道已通畅。

阿普加评分(及其意义:新生儿阿普加评分法用以判断有无新生儿窒息及窒息严重程度,是以出生后一分钟内的心率、呼吸、肌张力、喉反射及皮肤颜色 5 项体征为依据,每项为 0~2 分。满分为 10 分,属正常新生儿。7 分以上只需进行一般处理;4~7 分缺氧较严重。需清理呼吸道、人工呼吸、吸氧、用药等措施才能恢复;4 分以下缺氧严重,需紧急抢救,行喉镜在直视下气管内插管并给氧。缺氧较严重和严重的新生儿,应在出生后 5~10 分钟时分别评分,直至连续两次均≥8 分为止。一分钟评分反映在宫内的情况,是出生当时的情况;而 5 分钟及以后评分则反映复苏效果,与预后关系密切。阿普加评分以呼吸为基础,皮肤颜色最灵敏,心率是最终消失的指标。临床恶化顺序为皮肤颜色—呼吸—肌张力—反射—心率。复苏有效顺序为心率—反射—皮肤颜色—呼吸—肌张力。肌张力恢复越快,预后越好。

处理脐带:清理新生儿呼吸道约需 30 秒钟。随后用 75% 乙醇消毒脐带根部周围,在距脐根 0.5cm 处用粗丝线结扎第一道,再在结扎线外 0.5cm 处结扎第二道。必须扎紧防止脐出血,避免用力过猛造成脐带断裂。在第二道结扎线外 0.5 处剪断脐带,挤出残余血液,用 20% 高锰酸钾液消毒脐带断面,药液切不可接触新生儿皮肤,以免发生皮肤灼伤。待脐带断面干后,以无菌纱布包盖好,再用脐带布包扎。目前还有用气门芯、脐带夹、血管钳等方法取代双重结扎脐带法。据报道均获得脐带脱落快和减少脐带感染的良好效果。处理脐带时,应注意新生儿保暖。

处理新生儿:擦净新生儿足底胎脂。打足印及母指印于新生儿病历上,经详细体格检查后,系以标明新生儿性别、体重、出生时间、母亲姓名和床号的手腕带和包被。将新生儿抱给母亲,让母亲将新生儿抱在怀中进行首次吸吮乳头。

协助胎盘娩出正确处理胎盘娩出可减少产后出血的发生。接产者切忌在胎盘尚未完全剥离时用手按揉、下压宫底或牵拉脐带。以免引起胎盘部分剥离而出血或拉断脐带。甚至造成于富内翻。当确认胎盘已完全剥离时,于宫缩时以左手握住宫底(拇指置于子宫前壁,其余 4 指放于子宫后壁)并按压,同时右手轻拉脐带,协助娩出胎盘。当胎盘娩出至阴道口时,接产者用双手捧住胎盘,向一个方向旋转并缓慢向外牵拉,协助胎盘胎膜完整剥离排出。若在胎膜排出过程中,发现胎膜部分断裂,可用血管钳夹住断裂上端的胎膜,再继续向原方向旋转,直至胎膜完全排出。胎盘胎膜排出后,按摩子宫刺激其收缩以减少出血。嚣协助胎膜娩出血,同时注意观察并测量出血量。

检查胎盘胎膜将胎盘铺平,先检查胎盘母体面胎盘小叶有无缺损。若疑有缺损,可用 Klistmer 牛乳测试法。从脐静脉注入牛乳,若见牛乳白胎盘母体面溢出,刚溢出部位为胎盘小叶缺损部位。然后将胎盘提起,检查胎膜是否完整,再检查胎盘胎儿面边缘有无血管断裂。及时发现副胎盘。副胎盘为一小胎盘,与正常胎盘分离,但两者间有血管相连。若有刚胎盘、部分胎盘残留或大部分胎膜残留时,应在无菌操作下伸手人宫腔取出残留组织。若确认仅有少许胎膜残留,可给予子宫收缩剂待其自然排出。此外,还应检查胎盘、胎膜有无其他异常。

检查软产道胎盘娩出后,应仔细检查会阴、小阴唇内侧、尿道口周围、阴道及宫颈有无裂伤。若有裂伤,应立即缝合。

预防产后出血正常分娩出血量多数不超过 30 ml。遇既往有产后出血史或易发生宫缩乏力的产妇(如分娩次数≥5 次的多产妇、双胎妊娠、羊水过多、滞产等),可在胎儿前肩娩出时静注麦角新碱 0.2 mg,或缩宫素 10 ml 加于 25% 葡萄糖液 20 ml 内静注。也可在胎儿娩出后立即经脐静脉快速注人生理盐水 20 ral 内加缩宫紊 10 U。均能促使胎盘迅速剥离减少出血。若胎盘未全剥离而出血多时,应行手取胎盘术。若胎儿已娩出 30 分钟,胎盘仍未排出,但出血不多时。应注意排空膀胱。再轻轻按压子宫及静注子宫收缩剂后仍不能使胎盘排出时。再行手取胎盘术。若胎盘娩出后出血多时,可经下腹部直接注入宫体肌壁内或肌注麦角新碱 0.2 ~ 0.4 mg。并将缩富紊 20 U 加于 5% 葡萄糖液 50 ml 内静脉滴注)。

手取胎盘术:若检查发现宫颈内口较紧者。应肌注阿托品 0.5 mg 哌替啶 100 mg。术者更换手术表及手套,外阴再次消毒后。将一手手指并拢呈圆锥状直接伸入宫腔,手掌面向着胎盘母体面,手指并拢以手掌尺侧缘缓慢将胎盘从边缘开始逐渐白子宫壁分离,另手在腹部按压宫底。

胎盘已全部剥离方可取出胎盘。取出后立即肌注子宫收缩剂。注意操作必须轻柔,避免暴力强行剥离或用手抓挖子宫壁导致穿破子宫。若找不到疏松的剥离面不能分离者,可能是植入性胎盘,不应强行剥离。取出的胎盘需立即检查是否完整,若有缺损应再次以手伸入宫腔清除残留胎盘及胎膜,但应尽量减少进入宫腔操作次数。

第二节 产褥

从胎盘娩出至产妇全身各器官除乳腺恢复至正常未孕状态所需的一段时期,称为产褥期(PUPERPERIUM),通常为 6 周。

一、产褥期母体变化

子宫复旧主要表现为宫体肌纤维缩复、子宫内膜再生及宫颈复原等。

乳腺在产后开始泌乳,吸吮和不断排空乳房是维持乳汁分泌的重要条件。

产褥期母体的变化包括全身各个系统,以生殖系统最为显著。

(一)生殖系统的变化

产褥期子宫变化最大。在胎盘娩出后子宫逐渐恢复至未孕状态的全过程,称为子宫复旧,一般为 6 周,其主要变化为宫体肌纤维缩复和子宫内膜的再生,同时还有子宫血管变化、子宫下段和宫颈的复原等。

子宫体肌纤维缩复:子宫复旧不是肌细胞数目减少.而是肌浆中的蛋白质被分解排出,使细胞质减少致肌细胞缩小。被分解的蛋白及其代谢产物通过肾脏排出体外。随着子宫体肌纤维不断缩复,子宫体积及重量均发生变化。胎盘娩出后,子宫体逐渐缩小,于产后 1 周子宫缩小至约妊娠 12 周大小,在耻骨联合上方可触及。于产后 10日,子宫降至骨盆腔内,腹部检查触不到宫底。子宫于产后 6 周恢复到妊娠前大小。子宫重量电逐渐减少,分娩结束时约为 100% ,产后 1 周时约为 50% ,产后 2 周时约为300 g,产后 6 周恢复至 50 ~ 70 g。

子宫内膜再生:胎盘、胎膜从蜕膜海绵层分离并娩出后,遗留的蜕膜分为 2 层,表层发生变性、坏死、脱落,形成恶露的一部分自阴道排出;接近肌层的子宫内膜基底层逐渐再生新的功能层,内膜缓慢修复,约于产后第 3 周,除胎盘附着部位外,宫腔表面均由新生内膜覆盖,胎盘附着部位全部修复需至产后 6 周。

子宫血管变化:胎盘娩出后,胎盘附着面立即缩小,面积仅为原来的一半。子宫复 1 日导致开放的子宫螺旋动脉和静脉窦压缩变窄,数小时后血管内形成血栓,出血最逐渐减少直至停止。若在新生内膜修复期间,胎盘附着面因复旧不良出现血栓脱落,可导致晚期产后出血。

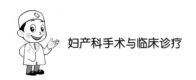

子宫F段及宫颈变化：产后子宫下段肌纤维缩复，逐渐恢复为非孕时的子宫峡部。胎盘娩出后的宫颈外口呈环状如袖口。于产后2~3 Et，宫口仍可容纳2指。产后1周后宫颈内口关闭，宫颈管复原。产后4周宫颈恢复至非孕时形态。分娩时宫颈外口3点及9 Et息处常发生轻度裂伤，使初产妇的宫颈外口由产前圆形（未产型），变为产后"一"字形横裂（已产型）。

阴道分娩后阴道腔扩大，阴道黏膜及周围组织水肿，阴道黏膜皱襞困过度伸展而减少甚至消失，致使阴道壁松弛及肌张力低。阴道壁肌张力于产褥期逐渐恢复，阴道腔逐渐缩小，阴道黏膜皱襞约在产后3周重新显现，但阴道于产褥期结束时仍不能完全恢复至未孕时的紧张度。

外阴分娩后外阴轻度水肿，于产后2~3日内逐渐消退。会阴部m液循环丰富，若有轻度撕裂或会阴后一侧切开缝合后，均能在产后3~4日内愈合。处女膜在分娩时撕裂，形成残缺的处女膜痕。

盆底组织在分娩过程中，由于胎儿先露部长时间的压迫，使盆底肌肉和筋膜过度伸展至弹性降低，且常伴有盆底肌纤维的部分撕裂，产褥期应避免过早进行较强的重体力劳动。若能于产褥期坚持做产后康复锻炼，盆底肌可能在产褥期内即恢复至接近未孕状态。若盆底肌及其筋膜发生严重撕裂造成盆底松弛，加之产褥期过早参加重体力劳动；或者分娩次数过多，且间隔时间短，盒底组织难以完全恢复正常，以上均是导致阴道壁脱垂及子宫脱垂的重要原因。

（二）乳房的变化

产后乳房的主要变化是泌乳。妊娠期孕妇体内雌激素、孕激素、胎盘生乳素升高，使乳腺发育及初乳形成。当胎盘剥离娩出后，产妇血中雌激素、孕激素及胎盘生乳素水平急剧下降，抑制下丘脑分泌的催乳素抑制因子释放，在催乳素作用下，乳汁开始分泌。婴儿每次吸吮乳头时，来自乳头的感觉信号经传人神经纤维到达下丘脑，通过抑制下丘脑分泌的多巴胺及其他催乳素抑制因子，使腺垂体催乳素呈脉式释放，促进乳汁分泌。吸吮乳头还能反射性地引起神经垂体释放缩富索（oxytocin），缩宫素使乳腺腺泡周围的肌上皮收缩，使乳汁从腺泡、小导管进入输乳导管和乳窦而喷出乳汁，此过程又称为喷乳反射。吸吮是保持乳腺不断泌乳的关键环节，是不断排空乳房分泌的重要条件。由于乳汁分泌量与产妇营养、睡眠、情绪和健康状况密切相关，保证产妇休息、足够睡眠和可口营养丰富饮食，并避免精神刺激至关重要。

产妇于胎盘娩出后，进入以自身乳汁哺育婴儿的哺乳期。母乳喂养对母儿均有益处。哺乳有利于产妇生殖器官及有关器官组织得以更快恢复。初乳（co10strum）指产后 7 日内分泌的乳汁,因含 β - 胡萝卜素呈淡黄色,含较多有形物质,故质稠。初乳中含蛋白质及矿物质较成熟乳多,还含有多种抗体,尤其是分泌型 IgA。脂肪和乳糖含量较成熟乳少,极易消化,是新生儿早期最理想的天然食物。接下来的 4 周内乳汁逐步转变为成熟乳,蛋白质含量逐渐减少,脂肪和乳糖含量逐渐增多。初乳及成熟乳均含大量免疫抗体,有助于新生儿抵抗疾病的侵袭。母乳中还含有矿物质、维生素和各种酶,对新生儿生长发育有重要作用。鉴于多数药物可经母血渗入乳汁中,故产妇于哺乳期间用药时,必须考虑该药物对新生儿有无不良影响。

子宫胎盘血循环终止且子宫缩复,大量血液从子宫涌入产妇体循环,加之妊娠期潴留的组织间液回吸收,产后 72 小时内,产妇循环血量增加 15% ~ 25%,应注意预防心衰的发生。循环血量于产后 2 ~ 3 周恢复至未孕状态。

产褥早期血液仍处于高凝状态,有利于胎盘剥离创面形成血栓,减少产后出血量。血纤维蛋白原、凝血酶、凝血酶原于产后 2 ~ 4 周内降低。血红蛋白水平于产后 1 周左右回升。白细胞总数于产褥早期较高,可达 (15 - 30) × 10/L,一般 1 ~ 2 周恢复正常。淋巴细胞稍减少,中性粒细胞增多,血小板数增多。红细胞沉降率于产后 3 ~ 4 周降至正常。

(三)消化系统的变化

妊娠期胃肠蠕动及肌张力均减弱,胃液中盐酸分泌量减少,产后需 1 ~ 2 周膛渐恢复,产后 1 ~ 2 日内产妇常感口渴,喜进流食或半流食。产褥期活动减少,肠蠕动减弱,加之腹肌及盆底肌松弛,容易便秘。

(四)泌尿系统的变化

妊娠期体内潴留的多量水分主要经肾排出,故产后 1 周内尿量增多。妊娠期发生的肾盂及输尿管扩张,产后需 2 ~ 8 周恢复正常。在产褥期,尤其在产后 24 小时内,由于膀胱肌张力降低,对膀胱内压的敏感感性降低,加之外阴切口疼痛、不习惯卧房排尿、器械助产、区域阻滞麻醉,均可能增加尿潴留的发生。

(五)内分泌系统的变化

产后雌激素及孕激素水平急剧下降,至产后 1 周时已降至未孕时水平。胎盘生乳素于产后 6 小时已不能测出。催乳素水平因是否哺乳而异,哺乳产妇的催乳素于产后下降,但仍高于非妊娠时水平,吸吮乳汁时催乳素明显增高;不哺乳产妇的催乳素于产后 2 周降至非妊娠时不平。

月经复潮及排卵时间受哺乳影响。不哺乳产妇通常在产后 6 ~ 10 周月经复潮,在

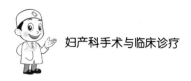

产后 10 周左右恢复排卵。哺乳产妇的月经复潮延迟,有的在哺乳期间月经一直不来潮,平均在产后 4～6 个月恢复排卵。产后较晚月经复潮者,首次月经来潮前多有排卵,故哺乳产妇月经虽未复潮,却仍有受孕可能。

（六）腹壁的变化

妊娠期出现的下腹正中线色素没着,在产褥期逐渐消退。初产妇腹壁紫红色妊娠纹变成银白色陈旧妊娠纹。腹壁皮肤受增大的妊娠子宫影响,部分弹力纤维断裂,腹直肌出现不同程度分离,产后腹壁明显松弛,腹壁紧张度需在产后 6～8 周恢复。

二、产褥期临床表现

产后 24 小时内体温可略升高,1 周内伴有褥汗,10 日内子吕降入骨盆腔内。

产后恶露的颜色及内容物随时间而变化,一般持续 4～6 周。

产妇在产褥期的临床表现属于生理性变化。

（一）生命体征

产后体温多数在正常范围内。体温可在产后 24 小时内略升高,一般不超过 38℃,可能与产程延长致过度疲劳有关。产后 3～4 日出现乳房血管、淋巴管极度充盈,乳房胀大,伴 37.8℃～39℃发热,称为泌乳热(breast fever),一般持续 4～16 小时,体温即下降,不属病态,但需排除其他原因尤其是感染引起的发热。产后脉搏在正常范围内,一般略慢,每分钟在 60～70 次。产后呼吸深慢,一般每分钟 14～16 次,是由于产后腹压降低,膈肌下降,由妊娠期的胸式呼吸变为胸腹式呼吸所致。产褥期血压维持在正常水平,变化不大。

（二）子宫复旧

胎盘娩出后,子宫圆而硬,宫底在脐下一指。产后第 1 日略上升至脐平,以后每日下降 1～2cm,至产后 10 日子宫降入骨盆腔内。

（三）产后宫缩痛

在产褥期因子宫收缩引起下腹部阵发性剧裂疼痛,称为产后吕痛(after - pains)。于产后 1～2 日出现,持续 2～3 日自然消失,多见于经产妇。哺乳时反射性缩宫素分泌增多使疼痛加重,不需特殊用药。

（四）恶露脱落

恶露产后随子宫蜕膜脱落,含有血液、坏死蜕膜等组织经阴道排出,称为恶露(10chia)。恶露有血腥味,但无臭味,持续 4～6 周,总量为 250～500 ml。因其颜色、

内容物及时间不同,恶露分为:

血性恶露(10chia mbra):因含大量血液得名,色鲜红,量多,有时有小血块。镜下见多量红细胞、坏死蜕膜及少量胎膜。血性恶露持续3～4日。出血逐渐减少,浆液增加,转变为浆液恶露。

浆液恶露(10chia serosa):因含多量浆液得名,色淡红。镜下见较多坏死蜕膜组织、官腔渗出液、宫颈黏液、少量红细胞及白细胞,且有细菌。浆液恶露持续10日左右,浆液逐渐减少,白细胞增多,变为白色恶露。

白色恶露:因含大量白细胞,色泽较白得名,质黏稠。镜下见大量白细胞、坏死蜕膜组织、表皮细胞及细菌等。白色恶露约持续3周干净。

若子宫复旧不全或官腔内残留胎盘、多量胎膜或合并感染时,恶露增多,血性恶露持续时间延长并有臭味。

（五）褥汗

产后1周内皮肤排泄功能旺盛,排出大量汗液,以夜间睡眠和初醒时更明显,不属病态。

三、产褥期处理及保健

产后2小时是产后严重并发症高发时期,应留在产房内严密观察。

产褥期保健包括饮食起居、活动、避孕及产后检查。

推荐母乳喂养,按需哺乳。

产后注意房间空气流通,预防产褥中暑。

产褥期母体各系统变化很大,虽属生理范畴,若处理和保健不当可转变为病理情况。

（一）产褥期处理

产后2小时内的处理产后2小时内极易发生严重并发症,如产后出血、子痫、产后心力衰竭等,故应在产房内严密观察产妇的生命体征、子宫收缩情况及阴道流血量,并注意宫底高度及膀胱是否充盈等。最好用弯盘放于产妇臀下收集阴道流血量。若发现子宫收缩乏力,应按摩子宫并肌内注射子宫收缩剂(缩宫素、前列腺素或麦角新碱)。若阴道流血量虽不多,但子宫收缩不良、宫底上升者,提示宫腔勾有积血,应挤压宫底排积血,并给予子宫收缩剂。若产妇自觉肛门坠胀,提示有阴道后壁血肿的可能,应进行肛查确诊后及时给予处理。在此期间还应协助产妇首次哺乳。若产后2小时一切正常,将产妇连同新生儿送回病室,仍需勤巡视。

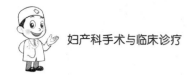

饮食产后 1 小时可让产妇进流食或清淡半流食,以后可进普通饮食。食物应富有营养、足够热量和水分。若哺乳,应多进食蛋白质、热量丰富的食物,并适当补充维生素和铁剂,推荐补充铁剂 3 个月。

排尿与排便产后 5 日内尿量明显增多,应鼓励产妇尽早自行排尿。产后 4 小时内应让产妇排尿。若排尿困难,除鼓励产妇坐起排尿,解除怕排尿引起疼痛的顾虑外,可选用以下方法:1. 用热水熏洗外阴,用温开水冲洗尿道外口周围诱导排尿。热敷下腹部,按摩膀胱,刺激膀胱肌收缩。2. 针刺关元、气海、三阴交、阴陵泉等穴位。3. 肌内注射甲硫酸新斯的明 1 mg,兴奋膀胱逼尿肌促其排尿。若使用上述方法均无效时应予导尿,留置导尿管 1～2 日,并给予抗生素预防感染。

产后因卧床休息、食物缺乏纤维素,加之肠蠕动减弱,产褥早期腹肌、盆底肌张力降低,容易发生便秘,应鼓励产妇多吃蔬菜及早日下床活动。若发生便秘,可口服缓泻剂。

观察子宫复旧及恶露每日应于同一时间手测官底高度,以了解子宫复旧情况。测量前应嘱产妇排尿。每日应观察恶露数量、颜色及气味。若子宫复旧不全,红色恶露增多且持续时间延长时,应及早给予子宫收缩剂。若合并感染,恶露有腐臭味且有子宫压痛,应给予广谱抗生素控制感染。

会阴处理用 0.05% 聚维酮碘液擦洗外阴,每日 2～3 次,平时应尽量保持会阴部清洁及干燥。会阴部有水肿者,可用 50% 硫酸镁液湿热敷,产后 24 小时后可用红外线照射外阴。会阴部有缝线者,应每日检查切口有无红肿、硬结及分泌物。于产后3～5 日拆线。若伤口感染,应担前拆线引流或行扩创处理,并定时换药。

观察情绪变化经历妊娠及分娩的激动与紧张后,精神极度放松、剥哺育新生儿的担心、产褥期的不适等,均可造成产妇情绪不稳定,尤其在产后 3～10 日,可表现为轻度抑郁。应帮助产妇减轻身体不适,并给予精神关怀、鼓励、安慰,使其恢复自信。抑郁严重者,需服抗抑郁药物治疗。

乳房护理。推荐母乳喂养,按需哺乳。母婴同室,做到早接例、早吸吮。重视心理护理的同时,指导正确哺乳方法。于产后半小时内开始哺乳,此时乳房内乳量虽少,可通过新生儿吸口;动作刺激泌乳。哺乳的时间及频率取决于新生儿的需要及乳母感到奶胀的情况。哺乳前,母乳应洗手并用温开水清洁乳房及乳头。哺乳时,母亲及新生儿均应选择最舒适位置,一手拇指施在乳房上方,余四指放在乳房下方,将乳头和大部分乳晕放人新生儿口中,用手扶托乳房,防止乳房堵住新生儿鼻孔。让新生儿吸空一侧乳房后,再吸吮另一侧乳房,哺乳后佩戴合适棉质乳罩。每次哺乳后,应将新生儿抱起轻拍背部 1～2 分钟,排出胃内空气以防吐奶。对于阳光照射有限的新生儿,推荐最初 2 个月每日补充维生索 D。哺乳期 1 年为宜,并可根据母亲及婴儿的意愿持续更久。乳汁确实不足时,应及时补充按比例稀释的牛奶。哺乳开始后,遇下述情况应分别处理:

乳胀:多因乳房过度充盈及乳腺管阻塞所致。哺乳前湿热敷 3～5 分钟,并按摩、拍打抖动乳房,频繁哺乳、排空乳房。

催乳:若出现乳汁不足,鼓励乳母树立信心,指导哺乳方法,按需哺乳、夜间哺乳,适当捌节饮食,喝营养丰富的肉汤。

退奶:产妇因病不能哺乳,应尽早退奶。最简单的退奶方法是停止哺乳,不排空乳房,少食汤汁,但有半数产妇会感到乳房胀痛。佩戴合适胸罩,口服镇痛药物,2～3 日后疼痛减轻。

目前不推荐用雌激素或溴隐亭退奶。其他的退奶方法有:①生麦芽 60～90 g,水煎当茶饮,每日 1 剂,连服 3～5 日;②芒硝 250 g 分装两纱布袋内,敷于两乳房并包扎,湿硬时更换。

乳头皲裂:轻者可继续哺乳。哺乳前湿热敷 3～5 分钟,挤出少许乳汁,使乳晕变软,以利新生儿含吮乳头和大部分乳晕。哺乳后挤少许乳汁涂在乳头和乳晕上,短暂暴露和干燥,也司涂抗生素软膏或 10% 复方苯甲酸酊。皲裂严重者应停止哺乳,可挤出或用吸乳器将乳汁吸出后喂给新生儿。

预防产褥中暑产褥期因高温环境使体内余热不能及时散发,体温调节功能障碍的急性热病,称为产褥中暑,表现为高热、水电解质紊乱,循环衰竭和神经系统功能损害等。本病虽不多见,但起病急骤,发展迅速,处理不当能遗留严重后遗症,甚至死亡。本病常见原因是由于旧风俗习惯怕产妇"受风"而要求关门闭窗,包头盖被,使居室和身体小环境均处在高温、高湿状态,影响产妇出汗散热,导致体温调节中枢功能衰竭而出现高热意识丧失和呼吸循环功能衰竭等中暑表现。临床诊断根据病情程度分为:1. 中暑先兆:发病前多有短暂的先兆症状。表现为口渴、多汗、心悸、恶心、胸闷、四肢无力。此时体温正常或低热;2. 轻度中暑:中暑先兆未能及时处理,产妇体温逐渐升高达 38.5℃ 以上,随后出现面色潮红、胸闷、脉搏增快、呼吸急促、口渴、痱子满布全身;3. 重度中暑:产妇体温继续升高达 41～42%,呈稽留热型,可出现面色苍白、呼吸急促、诟妄、抽搐、昏迷。如果处理不及时在数小时内可因呼吸、循环衰竭而死亡。幸存者也常遗留中枢神经系统不可逆的后遗症。诊断需注意与产后子痫、产褥感染、败血症等。治疗原则是立即改变高温和不通风环境,迅速降温,及时纠正水、电解质紊乱及酸中

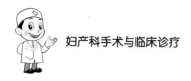

毒。其中迅速降低体温是抢救成功的关键。应做好卫生宣教,破除旧风俗习惯,居室保持通风,避免室温过高,产妇衣着应宽大透气,有利于散热,以舒适为宜。正确识别产褥中暑先兆症状对及时正确的处理十分重要。

（二）产褥期保健

产褥期保健的目的是防止产后出血、感染等并发症产生,促进产后机体生理功能恢复。

饮食起居合理饮食,保持身体清洁,产妇居室应清洁通风,注意休息,至少3周以后才能进行全部家务劳动。

适当活动及做产后康复锻炼产后尽早适当活动,经阴道自然分娩的产妇,产后6～12小时内即可起床轻微活动,于产后第2日可在室内随意走动。行会阴后一侧切开或行剖宫产的产妇,可适当推迟活动时间。待拆线后不感疼痛时,也应做产后康复锻炼。产后康复锻炼有利于身体恢复、排尿及排便,避免或减少静脉栓塞的发生,且能使盆底及腹肌张力恢复。产后康复锻炼的运动量应循序渐进。

计划生育指导若已恢复性生活,应采取避孕措施,哺乳者以工具避孕为宜,不哺乳者可选用药物避孕。

产后检查包括产后访视和产后健康检查两部分。产妇出院后,由社区医疗保健人员在产妇出院后3日、产后14日和产后28日分别做3次产后访视,了解产妇及新生儿健康状况,内容包括:①了解产妇饮食、睡眠等一般状况;②检查乳房,了解哺乳情况;③观察子宫复旧及恶露;④观察会阴切口、剖宫产腹部即口;⑤了解产妇心理状况。若发现异常应及时给予指导。

产妇应于产后6周去医院常规随诊,包括全身检查及妇利,检查。前者主要测血压、脉搏,查血、尿常规,了解哺乳情况,若有内科合并症或产科合并症应作相应检查;后者主要观察盆腔内生殖器是否已恢复至非孕状态;同时应带婴儿在医院做一次全面检查。

（三）母乳喂养

世界卫生组织已将保护、促进和支持母乳喂养作为卫生工作的重要环节。母乳喂养对母婴健康均有益。

1. 对婴儿有益

提供营养及促进发育:母乳中所含营养物质最适合婴儿的消化吸收,生物利用率高,其质与量随婴儿生长和需要发生相应改变。

提高免疫功能,抵御疾病:母乳喂养能明显降低婴儿腹泻、呼吸道和皮肤感染率,母乳中含有丰富的免疫蛋白和免疫细胞,前者如分泌型免疫球蛋白、乳铁蛋白、溶菌酶、纤维结合蛋白、双歧因子等,后者如巨噬细胞、淋巴细胞等。

有利于牙齿的发育和保护:吸吮时的肌肉运动有助于面部正常发育,且可预防因奶瓶喂养引起的龋齿。

母乳喂养时,婴儿与母亲皮肤频繁接触、母婴间情感联系对婴儿建立和谐、健康的心理有重要作用。

2. 对母亲有益

有助于防止产后出血:吸吮刺激使催乳素产生的同时促进缩宫索的产生,缩宫索使子宫收缩,减少产后出血。

哺乳期闭经:哺乳者的月经复潮及排卵较不哺乳者延迟,母体内的蛋白质、铁和其他营养物质通过产后闭经得以储存,有利于产后恢复,有利于延长生育问隔。

降低母亲患乳腺癌、卵巢癌的危险性。此外,母乳涅鏖适宜,喂养婴儿方便。

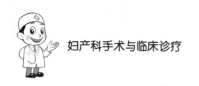

第三章　妇产科疾病诊疗

第一节　产科门诊常规

一、早孕诊断

（一）自觉症状

停经：身体健康的已婚育龄妇女规则的月经停止，应考虑妊娠之可能。

消化系统：妊娠妇女于停经6周左右，可出现恶心、呕吐、纳差等。此外尚可能有食物的嗜好改变。

尿频：系早孕增大的子宫压迫膀胱所致。

（二）妇科检查

阴道黏膜柔软呈紫蓝色。

宫颈充血、变软，是紫蓝色。

子宫饱满：前后径增宽呈球形。孕8周左右宫颈与宫体之间的子宫峡部十分柔软。

子宫增大且软，妊娠12周时可在脐耻连线中点触及宫底。

（三）辅助诊断

妊娠试验：妊娠免疫试验是目前首选的方法，常用方法为尿酶免疫试验及血 p－HCG 测定。

B 型超声检查：妊娠6周即可测及孕囊及胚胎原始心管搏动。

二、围生期保健

围生期保健是指产前、产时、产后以保护母婴安全，提高孕产质量为目的，对孕产妇和胎婴儿进行的预防保健工作。主要是针对影响孕产质量的各种因素，采取积极预防措施；运用围生医学发展的监护技术对胎儿的生长和健康进行监测；以降低孕产妇并发症、围生儿死亡率及病残儿发生率为具体目标，对母子实行统一规范管理。

从孕 12 周开始，每 4 周检查一次；孕 32 周后每 2 周检查一次；孕 36 周后每 1 周检查一次。通过规定的产前检查，加强对孕妇健康和胎儿生长的监测，及早发现并防治妊娠并发症，对不宜妊娠、分娩者应于孕 3 月前终止妊娠。

（一）孕早期保健

详细了解病史，尤其既往妊娠、分娩史，全面的体格检查，了解心、肺、肝、肾情况及全身骨骼形态，了解乳房发育及乳头有无凹陷。

推算预产期，末次月经的第一天开始，月份数减 3 或加 9，日期数加 7。

了解有无有关妊娠的危险因素，如 TORCH 系列感染、接触 X 射线、服用易致胎儿畸形药物、接触有害物质及妊娠并发症，以确定能否继续妊娠。

了解早孕妊娠反应情况，必要时输液补充营养。

查血、尿常规、血型、肝肾功能、HBV、AFP 等。

卫生宣教及营养指导。

（二）孕中期保健

定期产前检查要求城市不少于 8 次，农村不少于 5 次。

注意孕妇的全身健康、营养状况，进行骨盆外测量，必要时行骨盆内测量。

绘制妊娠图（测宫高、腹围），监测胎儿发育状况。

开展预测性诊断：妊娠 20~28 周进行测定。常用以下方法进行有无发生子痫前期倾向预测。

平均动脉压（MABP）：MABP =（收缩压 + 舒张压 ×2）÷3 或 = 舒张压 +1/3 脉压

如 ≥85 mmHg 即为阳性，表明孕妇有发生子痫前期倾向。

翻身试验（ROT）：孕 6~30 周进行。方法：孕妇左侧卧位测血压，待舒张压稳定后，翻身仰卧 5 分钟后再测血压，如此时舒张压较前上升 20 mmHg 为阳性，提示孕妇有发生子痫前期倾向。

血液流变学试验：低血容量（红细胞比容 ≥0.35）及血液粘度高（全血粘度比值 ≥3.6，血浆粘度比值 ≥1.6）者，提示孕妇有发生子痫前期倾向。

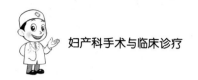

尿钙排泄量:妊娠 24～34 周进行,测定尿钙/肌酐(Ca/Cr)比值≤0.04,有预测价值。

孕妇可行胎动计数进行自我监护,自妊娠 16～20 周即可感觉胎动,方法为每日早、中、晚各测 1 小时,胎动 3～5 次/小时。由于胎儿活动量各异,12 小时内累计胎动次数不得少于 10 次。

B 超监测胎儿发育情况。

进行卫生、营养指导。

(三)孕晚期保健

继续按期进行产前检查,监测孕妇及胎儿发育情况,体重增长每周应不超过 0.5 kg。

注意孕期并发症,如妊娠期高血压疾病、前置胎盘、胎盘早剥、早产等的防治,同时注意胎位是否异常并及时纠正。

指导孕妇自我监护如胎动计数,家庭监护胎心率等。

监测胎儿胎盘功能,胎儿储备功能。

进行卫生、营养指导。

(四)开展宣教工作、普及围生期知识

(五)通过围生期保健门诊

及时筛查高危妊娠,并将其转高危门诊或收入高危病房。

三、孕期营养指导

(一)以体重增长模式,了解孕妇营养情况

孕早期体重平均月增长 0.9～1.8 kg。

孕中、晚期体重平均月增长 1.4～1.8 kg(每周约 0.4 kg)。

正常妊娠全程体重平均增长 9～13 kg,孕妇体重增加与胎儿体重增加呈线性相关。

孕期孕妇体重增加低于 9 kg 者,易出现低体重儿。

(二)妊娠各期孕妇的饮食特点

1. 孕早期

此期内孕妇易感感不适,常有食欲不振、恶心、呕吐、胃酸多等,此阶段膳食中应增加富含 B 族维生素及无机盐、易消化的清淡食物、谷物、蔬菜及水果为主,适量补充叶酸、糖,少用味精、糖精及食用色素等。

2. 孕中期

胎儿各器官、系统处于奠定基础和迅速发育阶段。重点要加强营养,食物要以乳制品、瘦肉、蛋类、豆腐、青菜、水果为主,脂肪不宜过多。

3. 孕晚期

胎儿体重增加最快,骨骼发育、皮下脂肪贮积,所以此阶段除了摄入定量的碳水化合物、蛋白质类食物外,应适当增加脂肪性食物,特别要补充一些钙、铁、磷等无机盐,如动物肝脏、骨头汤、海鲜等。

(三)孕妇缺乏营养所致影响

1. 对孕妇影响

可引起营养性贫血(缺铁性和巨幼红细胞贫血)、骨软化症、营养性水肿及对传染病抵抗力降低。

2. 对胎儿影响

可出现低体重儿、早产、胎儿脑发育受损,围生儿死亡率增加,叶酸缺乏可致胎儿神经管畸形。

第二节　正常分娩处理常规

一、入院常规

(一)询问病史

孕产次,末次月经,预产期。

子宫阵缩情况及阴道流水或"见红"时间和性状。

通过"孕产妇保健手册"的内容,了解此次妊娠经过。如早孕反应,有无异常阴道流血及其他异常症状的起止时间和处理,近期有无盆浴史及性生活史。

既往有无心、肺、肝、肾等疾患,以及高血压、出血性疾病和手术、过敏史等。

家族史、月经史与婚姻简史,以及生育史,应询问有无不良妊娠、分娩史及既往分娩时间、经过、产后恢复情况等。

(二)体格检查

全身检查:身高、体重及水肿等情况。

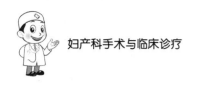

产科检查:四步诊法了解胎方位、胎先露,估计胎儿大小,听取胎心音,再次骨盆外测量。

肛门检查:了解宫颈容受程度、宫口扩张、宫颈位置,软硬度,胎先露及位置高低、胎膜是否破裂,估计分娩时间,同时了解中骨盆及骨盆出口情况。如阴道出血较多疑前置胎盘者禁止肛查。

宫缩间歇期听胎心,注意胎心音强弱,是否规则。正常胎心 120 ~ 160 次/分,>160次/分或<120 次/分,提示胎儿窘迫,应采取抢救措施。

清洗外阴,并根据阴毛多少决定是否剃去。

是否做肥皂水灌肠应视需要,已不作为常规。

二、产程处理

第一产程处理:第一产程初产妇平均 16 小时,经产妇 6 ~ 8 小时。此期主要是观察宫口扩张、先露下降的情况及胎心变化做好记录。

1. 一般处理

在临产初期如胎膜未破,可自由行走活动,但有并发症以及临产后胎头仍高浮者应注意卧床休息。

鼓励少量多次进食,以高热量、易消化食物为主,摄入足够水分。对不能进食者应静脉补充能量。

宫缩紧时不应去厕所排尿,密切观察产妇排尿情况,避免膀胱过度充盈而影响胎头下降致阻碍产程进展,必要时应予导尿。

每天测量体温、脉搏 2 ~ 4 次,如体温38℃以上则每隔4 小时测量一次,并及时找出发热原因后积极处理。

测血压:应 4 ~ 6 小时测量一次,如发现血压升高,应增加测量次数,给予相应处理。

2. 产程观察、检查和记录

临产标准:规律宫缩在 10 分钟内 2 次以上,持续 30 秒以上;宫颈管容受、宫口进展性扩张,伴先露下降。宫口开大 2cm 后开始绘制产程图。

子宫收缩:检查者应将手轻按产妇腹壁观察宫缩的间隔及持续时间和强度,不应根据产妇的主诉来判断。必要时可用胎儿监测仪监测。

听取胎心:临产初期每 1 ~ 2 小时听胎心 ~ 次,每次听诊 1 分钟。随产程进展进入活跃期应 15 ~ 30 分钟一次,应在宫缩间歇期听取胎心。当胎心有异常变化时,应缩短间歇时间延长听胎心时间,同时指导产妇改变体位,必要时可用胎儿电子监护仪监测。

肛门检查:临产后潜伏期间隔 4 小时一次,活跃期 2 小时一次,如宫缩特强可缩短间隔时间。肛检次数不应过多,即整个产程中不宜超过 10 次,防止增加感染机会。疑有胎盘位置异常者禁止肛检。

阴道检查:能直接触摸胎先露,并通过先露标记性的指示点确定胎方位、宫口扩张程度,宫颈弹性,是否有水肿,以及进行骨盆内测量,故在出现下列情况时应予及时检查:

①肛检对胎先露、宫口扩张、先露下降程度等不能明确时。

②需行骨盆内测量者;疑有脐带先露或脐带脱垂;轻度头盆不称试产 4～6 小时无进展;临产后产程进展、胎头下降、宫颈扩张缓慢;胎心有变化时,在采取措施前为进一步了解产道及胎位;在决定手术助产或人工破膜时;遇有不明原因的阴道出血需紧急处理时(应在备血、做好手术准备,在输液的同时检查)。

③阴道检查时,检查者换隔离衣、洗手消毒,产妇取膀胱截石位,常规消毒外阴,如必须导尿时,应观察尿色、尿量并送检查。然后根据需要行阴道检查了解下列情况:如阴道有无纵隔、横隔、瘢痕、肿瘤、炎症等;宫颈容受、扩张程度、宫颈厚薄、软硬度,有无水肿,与胎先露是否紧贴;先露位置及方位,胎膜是否破裂,有无产瘤及大小,颅缝是否重叠及程度,先露部周围有无肢体及脐带等;胎膜破裂后应注意观察羊水量、性状、颜色;了解骨产道情况,应依顺序进行。先测量骶耻内径正常值为 12.5～13cm,此值减去 1.5～2cm 即为骨盆入口前后径长度;两侧坐骨棘是否突起及程度,正常两侧坐骨棘间径为 9～10.5cm;坐骨切迹宽度一般可容 3 横指,正常值为 5.5～6cm;骶凹弧度的类型一般分为浅弧型、中弧型、深弧型;骶尾关节活动程度、尾骨有否翘起;耻骨弓厚度正常为 5～6cm,耻骨高角度正常为 80～90,并测量耻骨下缘至坐骨棘间径,正常值为 8.5cm,骶尾关节至耻骨下缘(骨性出口径)间径正常值为 11.8cm。

测血压:临产后每 4～6 小时测量一次,高血压者应 2～4 小时测量一次。重度妊娠高血压综合征者应随时观察血压变化,并作为交接班内容。

人工破膜:破膜后胎头直接压迫宫颈,有助于产程进展,除臀位、横位、复合先露、先露高浮不宜人工破膜,以防脐带脱垂外,临产后宫口开大 3cm 以上,头先露位 2 以下产程进展受阻时,均可行阴道检查排除骨盆狭窄后,予以人工破腹,并可根据当时宫缩情况,决定是否加用缩宫素(催产素)。

分娩助产法:产妇临产后,应指导和鼓励产妇在宫缩时做好助产动作:如腹式深呼吸、按摩腹壁,减少痛苦;在宫缩间歇期安静休息,节省体力;并适当进食清淡易消化食物。当宫口开全进入第二产程后,应指导产妇正确屏气、使用腹压,以利胎儿娩出。宫缩时,产妇深吸气,两腿外展屈曲,两手紧握产床两侧把手,臀部紧贴产床向下屏气,宫缩间歇期则应全身放松休息。

其他:有下列情况者,应使用对胎儿无影响的抗生素预防感染:肛检>12次;阴道检查>3次;破膜>12小时;总产程>24小时(滞产),及有其他感染因素存在时。

第二产程处理:此产程初产妇为1~2小时,经产妇<1小时,有时可在数分钟内结束。因在此期胎头下降过快或受压过久,易导致胎儿缺氧,故必须密切注意胎儿变化,5~10分钟听胎心一次,如有变化应立即采取措施尽快结束分娩。

1. 接产

(1) 准备工作

①产妇准备:经产妇宫口开大4cm以上,初产妇宫口开全、胎膜破裂后,胎头拨露开始准备。产妇取膀胱截石位,消毒外阴,先用肥皂水擦洗外阴后用无菌温水冲净,再用灭菌王或碘氟棉球擦洗后,准备产包。

②助产者准备:严格执行无菌操作,更换洗手衣裤,戴无菌帽、口罩,常规洗手消毒,穿消毒隔离衣、戴消毒手套,铺巾及准备好接生台。

(2) 保护会阴、接产

①胎头拨露时,开始保护会阴,助产者站立于产妇右侧,当胎头拨露产妇屏气用力时,助产者用右手稳托住会阴,并用左手扶着胎头让其缓慢俯屈,扩张阴道。宫缩消失后使胎头充分俯屈下降,同时右手放松托力。

②胎头着冠时,助产者用右手托住会阴以控制胎儿下降排出力,左手则帮助胎头仰伸,并指导产妇在阵缩时张口哈气缓解腹压,使胎头在宫缩间歇时娩出。

③当胎儿过大、会阴过紧、或母儿有病理情况需助产结束分娩时,应行会阴切开术。

④胎头娩出后,不宜过速娩出胎身,应立即清除新生儿口、鼻腔内黏液和羊水,使呼吸道通畅,然后协助胎头外旋转(或自行外旋转),此时如发现脐带绕颈,可将颈部脐带顺肩下推,如脐缠过紧或2周以上,应先断脐后再助胎肩娩出。

⑤助产者左手将胎儿颈部向下轻压,使其前肩自耻骨下先娩出,继之托颈向上,使后肩从会阴前缘缓缓娩出,双肩娩出后,方可松开保护会阴的右于,用双手协助胎儿全身娩出。

(3) 新生儿处理

①保暖:用干燥的消毒巾揩净新生儿体表的水分,放置于保暖台上。

②保持呼吸道通畅:清除新生儿口、鼻腔内的黏液和羊水,防止吸入性肺炎,必要时用吸吸出喉部及气管内的分泌物。

③对缺氧者予正压面罩给氧。

④脐带处理:在距脐轮 0.5~1cm 处结扎第一道,然后在此结扎线上 1cm 处结扎第二道,距此处上 0.5cm 处剪断脐带。检查脐带断端无活跃性出血后,用 2% 碘酒消毒断端后,用无菌纱布包扎。

⑤Apgar 评分:新生儿出生后,必须根据新生儿心率、呼吸、皮肤颜色、肌张力、喉反射于 1 分钟、5 分钟各评分一次。7 分以上正常,4~7 分为轻度窒息,3 分以下为重度窒息。

⑥新生儿征信:将新生儿抱示产妇,认清性别。行全身体检,为新生儿戴的手圈写清产妇的姓名及新生儿性别。新生儿出生记录单按要求填写产妇姓名、床号、住院号、新生儿性别、出生时间、体重、身长、头围、胸围、Apgar 评分、其母妊娠期并发症和并发症及新生儿必要的医嘱,同时印上新生儿左足及母亲右手拇指印。

⑦新生儿出生后立刻注射维生素 K 15 mg。

⑧新生儿处理完毕,即裸体放置母亲胸前,进行肌肤接触。帮助早吸吮至少 30 分钟。

第三产程处理:此产程需 5~15 分钟,一般不超过 15 分钟。

胎儿娩出后,将消毒盛器放置会阴下,以便测量产后出血量。

胎头娩出后,立即肌注缩宫素(催产素)20 U,加速子宫收缩,以利胎盘剥离,减少产后出血量。助产者一面观察胎盘剥离征象,一面用手轻压产妇下腹部了解子宫收缩情况,切勿用力牵拉脐带。

胎盘剥离后,双手协助胎盘娩出。

①胎盘剥离的征象:宫底上升,且变狭长而坚硬;脐带自然下降;此时用~手压迫耻骨联合上方,脐带不再回缩;阴道少量流血。

②胎盘剥离后,助产者用手扶住宫底,向下挤推,另一手轻轻牵引脐带,当胎盘下降至阴道口时。双手托住胎盘,向同一方向旋转,同时轻轻向外牵拉,如母面剥离排出时,则应在阴道口将胎膜翻转包住母面后再旋转,可减少胎膜撕破、断裂的机会。

③胎盘剥离通常需要 5~10 分钟,平均出血量为 100~200 ml。为减少出血量,缩短第二产程,当胎儿娩出后,阴道出血量达 200 ml 以上或半小时后胎盘仍未剥离,则应行人工剥离胎盘。

④检查胎盘、胎膜有无缺损。待胎盘平铺于接生台上,检查绒毛小叶是否完整、光

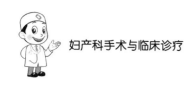

滑,再检查胎盘是否完整,观察儿面的血管分布及边缘有无断裂血管,以防副胎盘残留。如疑有胎盘明显缺损或粗糙、大块胎膜残留,必须立即行宫腔探查或刮宫术。探查时注意:外阴、阴道有污染应重新消毒;更换消毒手套;探查时一手伸入宫腔,另一手在腹部下压子宫,双手协同,操作轻柔,尽可能减少进出宫腔次数,减少感染机会;探查整个宫腔要仔细,不应再残留组织;术后应用广谱抗生素预防感染。

检查会阴及阴道有无撕裂,必要时探查宫颈,发现撕裂伤,立即给予修补。

三、产后注意

在产房观察 2 小时,注意子宫收缩、出血量、血压等情况,并督促排尿。

回休养室后,继续嘱咐产妇自解小便。有时因产程长、助产、会阴切口疼痛、会阴水肿、不习惯卧床排尿等引起排尿困难,应针对原因进行处理。如产后 6 小时仍不能自解小便,或膀胱过度充盈,则需导尿并保留导尿管。

四、正常产褥期处理

产后实行母婴同室,母乳喂养,按需哺乳。产妇应多吃高蛋白、易消化的食物。在医务人员的协助下,正确哺乳姿势,减少乳头皲裂的发生。

排尿困难处理:

水声诱导法:用温热水冲洗外阴部,刺激排尿。

不习惯卧床排尿者或去厕所排尿。

热敷小腹刺激排尿

药物:缩宫素(催产素)10 U 肌注或新斯的明 1 mg 肌注(哮喘者禁用),15 分钟后去厕所排尿。

针灸三阴交、阳陵泉、关元、气海等穴。

经以上方法处理后仍不能排尿者,必须导尿,并保留导尿管 48 小时以上。

回奶:产妇有以下情况应予回奶。

患者活动性肺结核、严重心脏病或心衰不能控制、子痫未控制以及 HBeAg 阳性者。

新生儿死亡。

回奶方法:

乙底酚 3 ~ 5 mg,3 次/d,连用 3 天,逐减量至停服。

苯甲酸雌二醇 4 mg,肌注,2 次/d,连用 3 天。

雌三醇 10 mg,肌注,1 次/d,连用 3 天。

中药:芒硝 250 g 分装布袋内,敷两乳房。

第三节　早产

妊娠满 28 周至不满 37 足周(196～258 日)间分娩者称早产(Premature Delivery)。此时娩出的新生儿称早产儿,出生体重为 1 000～2 499 g,各器官发育尚不够成熟。早产占分娩总数的 5%～15%。早产儿中约有 15%于新生儿期死亡。除去致死性畸形,75%以上围生儿死亡与早产有关。

一、病因

(一)常见的原因

1. 孕妇因素

孕妇合并急性或慢性疾病,如病毒性肝炎、急性肾盂肾炎、急性阑尾炎、妊娠期肝内胆汁淤积症。严重贫血、慢性肾炎、妊娠高血压综合征、心脏病、性传播疾病及重度营养不息等。

子宫畸形包括双子宫、双角子宫及纵隔子宫等;此外,宫颈内口松弛与子宫肌瘤也易发生早产。

医源性因素:孕妇患妊高征等产科疾病以及合并有内、外科疾病,因病情需要.必须提前终止妊娠者。

2. 胎儿、胎盘因素

双胎妊娠、羊水过多、胎膜早破、官内感染、胎盘功能不全、母儿血型不合、前置胎盘及胎盘早剥等。

二、临床表现及诊断

早产的临床表现主要是子宫收缩.最初为不规则宫缩,并常伴有少许阴道流血或血性分泌物,以后可发展为规则官缩,与足月临产相似。胎膜早破的发生较足月临产多。宫颈管先逐渐消退后扩张。

以往有流产、早产史或本次妊娠期有阴道流血史的孕妇容易发生早产。诊断早产一般并不困难,但应与妊娠晚期出现的生理性子宫收缩相区别。生理性子宫收缩一般为不规则、无痛感,且不伴宫颈管消退等改变。若子宫收缩较规则,间隔 5～6 分钟,持续 30 秒钟以上,伴以宫颈管消退≥75%以及进行性官口扩张2cm 以上时,可诊断为早

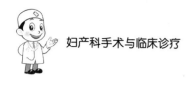

产临产。

三、预防

预防早产是降低围生儿死亡率的重要措施之一。

定期产前检查,指导孕期卫生,对可能引起早产的因素应充分重视。

切实加强对高危妊娠的管理,积极治疗妊娠合并症,预防胎膜早破,预防亚临床感染。

宫颈内口松弛者应于妊娠 14~16 周作宫颈内口环扎术。

四、治疗

(一)治疗原则

若胎儿存活,无胎儿窘迫、胎膜未破,应设法抑制宫缩.尽可能使妊娠继续维持。若胎膜已破,早产已不可避免时,应尽力设法提高早产儿的存活率。

卧床休息一般取左侧卧位,以减少自发性宫缩,提高于宫血流量,改善胎盘功能,增加胎儿氧供与营养。

抑制宫缩药物:

阻肾上腺素受体激动剂:这类药物可激动子宫平滑肌中的陡受体,抑制子宫平滑肌收缩,减少子宫的活动而延长妊娠期。但其副反应较多,特别是心血管副反应较突出,常使母儿双方的心率增快,孕妇血压下降。此外,尚有恶心、呕吐、头昏、出汗及血糖增高等副反应,应予注意。目前常用药物有:

利托君(Ritodrine):150 mg 加于 5% 葡萄糖液 500 ml,稀释为 0.3 mg/ml 的溶液行静脉滴注,保持在 0.15~0.35 mg/min 滴速,待宫缩抑制后至少持续滴注 12 小时.再改为口服 10 mg,每日 4 次。

沙丁胺醇(Salbutam01):口服 2.4~4.8 mg,通常首次 4.8 mg 以后每 8 小时口服 2.4~4.8 mg,直至宫缩消除时停药。

硫酸镁:镁离子直接作用于子宫肌细胞.拮抗钙离子对子宫收缩的活性,从而抑制子宫收缩。一般采用 25% 硫酸镁 6ml 加于 5% 葡萄糖液 100~250 ml 中,在 30~60 分钟内缓慢静脉滴注,然后用 25% 硫酸镁 20~40 ml 加于 5% 葡萄糖液 500 ml 中,以每小时 1~2 g 速度静脉滴注,直至宫缩停止。用药过程中应注意呼吸(每分钟不少于 16 次)、膝反射(存在)及尿量(每小时不少于 25 ml)等。

前列腺素合成酶抑制剂:前列腺素有刺激子宫收缩和软化宫颈的作用。前列腺素合成酶抑制剂可抑制前列腺素合成酶、减少前列腺素的合成或抑制前列腺素的释放以抑制宫缩。常用药物有吲哚美辛及阿司匹林等。由于药物可通过胎盘抑制胎儿前列腺素的合成与释放,使胎儿体内前列腺素减少,而前列腺素有维持胎儿动脉导管开放的作用.缺乏时导管可能过早关闭而致胎儿血循环障碍。因此.此类药物已较少应用,必要时仅能短期(不超过1周)服用。

钙拮抗剂抑制钙进入子宫肌细胞膜,抑制缩宫素及前列腺素的释放,达到治疗早产的效果。常用硝苯地平10 mg舌下含服,每日3~4次,对母婴无明显副反应。

镇静剂镇静剂不能有效抑制宫缩,却能抑制新生儿呼吸,故临产后忌用。仅在孕妇精神紧张时作为辅助用药。

新生儿呼吸窘迫练台征的预防。为避免早产儿发生呼吸窘迫综合征,可在分娩前给予孕妇地塞米松5 mg肌内注射,每日3次,连用3日。紧急时,经羊膜腔内注入地塞米松10 mg,并行胎儿成熟度检查。

其他临产后慎用吗啡、哌替啶等抑制新生儿呼吸中枢的药物;产程中应给孕妇氧气吸入;分娩时可作会阴后一斜切开以防早产儿颅内出血等。

第四节　流产

妊娠不足28周、胎儿体重不足1 000 g而终止者称流产(Abortion)。流产发生于妊娠12周前者称早期流产,发生在妊娠12周至不足28周者称晚期流产。流产又分为自然流产和人工流产,本节内容仅限于自然流产。自然流产的发生率占全部妊娠的15%左右。多数为早期流产。

一、病因

(一)导致流产的原因

遗传基因缺陷早期自然流产时,染色体异常的胚胎占50%~60%,多为染色体数目异常,其次为染色体结构异常。数目异常有三体、三倍体及X单体等;结构异常有染色体断裂、倒置、缺失和易位。染色体异常的胚胎多数结局为流产,扳少数可能继续发育成胎儿,但出生后也会发生某些功能异常或合并畸形。若已流产,妊娠产物有时仅为一空孕囊或已退化的胚胎。

环境因素影响生殖功能的外界不良因素很多,可以直接或间接对胚胎或胎儿造成损害。过多接触某些有害的化学物质(如砷、铅、苯、甲醛、氯丁二烯、氧化乙烯等)和

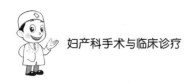

物理因素(如放射线、噪音及高温等),均可引起流产。

母体因素:

全身性疾病:妊娠期患急性病,高热可引起子宫收缩而致流产;细菌毒素或病毒(单纯疱疹病毒、巨细胞病毒等)通过胎盘进入胎儿血循环,使胎儿死亡而发生流产。此外,孕妇严重贫血或心力衰竭可致胎儿缺氧,也可能引起流产。孕妇患慢性肾炎或高血压,胎盘可能发生梗死而引起流产。

生殖器官疾病:孕妇因子宫畸形(如双子宫、纵隔子宫及子宫发育不良等)、盆腔肿瘤(如子宫肌瘤等),均可影响胎儿的生长发育而导致流产。宫颈内口松弛或宫颈重度裂伤,易因胎膜早破发生晚期流产。

内分泌失调:黄体功能不足往往影响蜕膜、胎盘而发生流产。甲状腺功能低下者也可能因胚胎发育不良而流产。

创伤:妊娠期特别是妊娠早期时行腹部手术或妊娠中期外伤,可刺激子宫收缩而引起流产。

胎盘内分泌功能不足妊振早期时,卵巢的妊娠黄体分泌孕激素外,胎盘滋养细胞亦逐渐产生孕激素。妊娠8周后,胎盘逐渐成为产生孕激素的主要场所。除孕激素外,胎盘还合成其他激素如辟绒毛膜促性腺激素、胎盘生乳素及雌激素等。早孕时,上述激素直下降,妊娠将难以继续而致流产。

免疫因素妊娠犹如同种异体移植。胚胎与母体间存在复杂而特殊的免疫学关系,这种关系使胚胎不被排斥。若母儿双方免疫不适应,则可引起母体对胚胎的排斥而致流产。有关免疫因素主要有父方的组织相容性抗原、胎儿特异抗原、血型抗原、母体细胞免疫调节失调、孕期母体封闭抗体不足及母体抗父方淋巴细胞的细胞毒抗体不足等。

二、病理

早期流产时胚胎多数先死亡,随后发生底蜕膜出血.造成胚胎的绒毛与蜕膜层分离,已分离的胚胎组织如同异物,引起子宫收缩而被排出。有时也可能蜕膜海绵层先出血坏死或有血栓形成,使胎儿死亡,然后排出。8周以内妊娠时,胎盘绒毛发育尚不成熟,与子宫蜕膜联系还不牢固,此时流产妊娠产物多数可以完整地从于官壁分离而排出,出血不多。妊娠8~12周时,胎盘绒毛发育茂盛,与蜕膜联系较牢固。此时若发生流产,妊娠产物往往不易完整分离排出,常有部分组织残留宫腔内影响子宫收缩,致使出血较多。妊娠12周后,胎盘已完全形成,流产时往往先有腹痛.然后排出胎儿、胎盘。有时由于底蜕膜反复出血,凝固的血块包绕胎块,形成血样胎块稽留于宫腔内。血红蛋白因时间长九被吸收形成肉样胎块.或纤维化与子宫壁粘连。偶有胎儿被挤压,形成纸样胎儿,或钙化后形成石胎。

三、临床表现

流产的主要症状是阴道流血和腹痛。阴道流血发生在妊娠 12 周以内流产者,开始时绒毛与蜕膜分离,血窦开放,即开始出血。当胚胎完全分离排出后,由于子宫收缩,出血停止。早期流产的全过程均伴有阴道流血;晚期流产时,胎盘已形成,流产过程与早产相似,胎盘继胎儿娩出后排出,一般出血不多.特点是往往先有腹痛,然后出现阴道流血。流产时腹痛系阵发性宫缩样疼痛,早期流产出现阴道流血后,胚胎分离及宫腔内存有的血块刺激子宫收缩,出现阵发性下腹疼痛是阴道流血往往出现在腹痛之前。晚期流产则先有阵发性子宫收缩,然后胎盘剥离,故阴道流血出现在腹痛之后。

流产时检查子宫大小、富颈口是否扩张以及是否破膜,根据妊娠周数及流产过程不同而异。

临床类型:

流产的临床类型,实际上是流产发展的不同阶段。

1. 先兆流产

指妊娠 28 周前,先出现少量阴道流血,继之常出现阵发性下腹痛或腰背痛,妇科检查宫颈口未开,胎膜未破,妊娠产物未排出,子宫大小与停经周数相符,妊娠有希望继续者。经休息及治疗后,若流血停止及下腹痛捎失,妊娠可以继续;若阴道流血量增多或下腹痛加剧,可发展为难免流产。

2. 难免流产

指流产已不可避免。由先兆流产发展而来,此时阴道流血量增多,阵发性下腹痛加重或出现阴道流血(胎膜破裂)。妇科检查宫颈口已扩张,有时可见胚胎组织或胎囊堵塞于宫颈口内,子宫大小与停经周数相符或略小。

3. 不全流产

指妊娠产物已部分排出体外,尚有部分残留于宫腔内,由难免流产发展而来。由于宫腔内残留部分妊娠产物,影响子宫收缩,致使子宫出血持续不止,甚至因流血过多而发生失血性休克。妇科检查宫颈口已扩张,不断有血液自宫颈口内流出,有时尚可见胎盘组织堵塞于宫颈口或部分妊娠产物已排出于阴道内,而部分仍留在宫腔内。一般子宫小于停经周数。

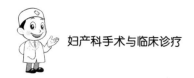

4.完全流产

指妊娠产物已全部排出,阴道流血逐渐停止,腹痛逐渐消失。妇科检查宫颈口已关闭,子宫接近正常太小。此外,流产有三种特殊情况。

稽留流产指胚胎或胎儿已死亡滞留在宫腔内尚未自然排出者。胚胎或胎儿死亡后子宫不再增大反而缩小,早孕反应消失。若已至中期妊娠,孕妇腹部不见增大,胎动消失。妇科检查宫颈口未开,子宫较停经周数小,质地不软。未闻及胎心。

习惯性流产指自然流产连续发生3次或以上者。近年国际上常用复发性自然流产取代习惯性流产。每次流产多发生于同一妊娠月份,其临床经过与一般流产相同。早期流产的原因常为黄体功能不足、甲状腺功能低下、染色体异常等。晚期流产最常见的原因为宫颈内口松弛、子宫畸形、子宫肌瘤等。宫颈内口松弛者于妊娠后,常于妊娠中期,胎儿长大,羊水增多,宫腔内压力增加,胎囊向富颈内口突出,宫颈管逐渐短缩、扩张。患善多无自觉症状,一旦胎膜破裂,胎儿迅速排出。

流产感染流产过程中,若阴道流血时间过长、有组织残留于宫腔内或非法堕胎等,有可能引起宫腔内感染,严重时感染可扩展到盆腔、腹腔乃至全身,并发盆腔炎、腹膜炎、败血症及感染性休克等,称流产感染。

四、诊断

诊断流产一般并不困难。根据病史及临床表现多能确诊,仅少数需进行辅助检查。确诊流产后,还应确定流产的临床类型,决定处理方法。

病史应询问患者有无停经史和反复流产的病史,有无早孕反应、阴道流血.应询问阴道流血量及其持续时间,有无腹痛的部位、性质及程度,还应了解阴道有无水样排液,阴道排液的色、量及有无臭味,有无妊娠产物排出等。

查体观察患者全身状况,有无贫血,并澍量体温、血压厦脉搏等。在消毒条件下进行妇科检查,注意宫颈口是否扩张,羊膜囊是否膨出,有无妊娠产物堵塞于宫颈口内;子宫大小与停经周数是否相符,有无压痛等。并应检查双侧附件有无肿块、增厚腹压痛。检查时操作应轻柔,尤其对疑为先兆流产者。

辅助检查对诊断有困难者,可采用必要的辅助检查。

（1）B型超声显像

目前应用较广。对鉴别诊断与确定流产类型有实际价值。对疑为先兆流产者,可根据妊娠囊的形态、有无胎心反射及胎动。确定胚胎或胎儿是否存活,以指导正确的治疗方法。不全流产及稽留流产等均可借助B型超声检查加以确定。

（2）妊娠试验

用免疫学方法,近年临床多用试纸法,对诊断妊娠有意义。为进一步了解流产的预后,多选用放射免疫法或酶联免疫吸附试验,进行 10 G 的定量测定。

（3）其他激素测定

其他激素主要有血孕酮的测定,可以协助判断先兆流产的预后。

五、处理

流产为妇产科常见病,一旦发生流产症状,应根据流产的不同类型.及时进行恰当的处理。

1. 先兆流产

应卧床休息,禁忌性生活,阴道检查操作应轻柔,必要时给以对胎儿危害小的镇静剂。黄体酮每日肌注 20 mg,对黄体功能不足的患者,具有保胎效果。其次,维生素 E 及小剂量甲状腺粉(适用于甲状腺功能低下患者)也可应用。此外,对先兆流产患者的心理治疗也很重要,要使其情绪安定,增强信心。经治疗两周,症状不见缓解或反而加重者,提示可能胚胎发育异常,进行 B 型超声检查及 pHcG 测定,决定胚胎状况,给以相应处理,包括终止妊娠。

2. 难免流产

一旦确诊,应尽早使胚胎及胎盘组织完全排出。早期流产应及时行负压吸宫术,对妊娠产物进行认真检查,并送病理检查。晚期流产,因子宫较大,吸宫或刮宫有困难者,可用缩宫素 10 单位加于 5% 葡萄糖液 500 ral 内静脉滴注,促使子宫收缩。当胎儿及胎盘排出后需检查是否完全,必要时刮宫以清除宫腔内残留的妊娠产物。

3. 不全流产

一经确诊,应及时行吸宫术或钳刮术,以清除宫腔内残留组织。流血多有休克者,应同时输血输液,出血时间较长者,应给予抗生素预防感染。

4. 完全流产

如无感染征象,一般不需特殊处理。

5. 稽留流产

处理较困难。因胎盘组织有时机化。与子宫壁紧密粘连,造成刮宫困难。稽留时间过长,可能 发生凝血功能障碍,导致 DIC,造成严重出血。处理前,应检查血常规、出凝血时间、血小板计数、血纤维蛋白原、凝血酶原时间、凝血块收缩试验及血浆鱼精蛋白副凝试验(3P 试验)等,并作好输血准备。若凝血功能正常,可口服炔雌醇 lmg 每

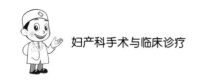

日2次,或口服己烯雌酚每日3次,连用5日,以提高子宫肌对缩宫素的敏感性。子宫小于12孕周者,可行刮宫术.术时注射宫缩剂以减少出血,若胎盘机化并与宫壁粘连较紧,手术应特别小心,防止穿孔,一次不能刮净,可于5~7日后再次刮宫。子宫大于12孕周者,应静脉滴注缩宫素(5~10单位加于5%葡萄糖液内),也可用前列腺素或依沙吖啶等进行引产,促使胎儿、胎盘排出。若凝血功能障碍.应尽早使用肝素、纤维蛋白原及输新鲜血等,待凝血功能好转后.再行引产或刮宫。

6.习惯性流产

有习惯性流产史的妇女.应在怀孕前进行必要检查,包括卵巢功能检查、夫妇双方染色体检查与血型鉴定及其丈夫的精液检查,女方尚需进行生殖道的详细检查,包括有无子宫肌瘤、宫腔粘连,并作子宫输卵营造影及子宫镜检查,以确定子宫有无畸形与病变以及检查有无宫颈内口松弛等。查出原因,若能纠治者,应于怀孕前治疗。原因不明的习惯性流产妇女,当有怀孕征兆时,可按黄体功能不足给以黄体酮治疗,每日10~20ml肌注,或HcG:3 000 ml,隔日肌注一次。确诊妊娠后继续给药直至妊娠10周或超过以往发生流产的月份,并嘱其卧床休息,禁忌性生活,补充维生素E给予心理治疗,以解腺其精神紧张,并安定其情绪。宫颈内口松弛者,于妊娠前作宫颈内口修补术。若已妊娠,最好于妊娠14~16周行宫颈内口环扎术,术后定期随诊,提前住院,待分娩发动前拆除缝线,若环扎术后有流产征象,治疗失败,应及时拆除缝线,以免造成宫颈撕裂。

7.流产感染

流产感染多为不全流产合并感染。治疗原则应积极控制感染,若阴道流血不多,应用广谱抗生素2~3日,待控制感染后再行刮宫,清除宫腔残留组织以止血。若阴道流血量多,静脉滴注广谱抗生素和输血的同时,用卵圆钳将宫腔内残留组织夹出,使出血减少,切不可用刮匙全面搔刮宫腔,以免造成感染扩散。术后继续应用抗生素,待感染控制后再行彻底刮宫。若已合并感染性休克者,应积极纠正休克。若感染严重或腹、盆腔有脓肿形成时,应行手术引流,必要时切除子宫。

第五节　高危妊娠

在妊娠期有某种并发症或致病因素可能危害孕妇、胎儿与新生儿或导致难产者称高危妊娠。

高危妊娠(High Risk Pregnancy)是指妊娠期因某种致病因素或孕妇本身并发症或合并症而危及母亲、胎儿、新生儿,或导致难产者。

高危妊娠范围涉及多种高危因素,包括除定义中所涉及的以外还牵涉及社会、环境、生物界、心理及生活方式等引起的种种不良因素。流行病学分析此类不良因素达100项以上。具有下列情况之一或多种者,定为高危妊娠:①孕妇年龄 <18 岁或 >35 岁。②身高 <145cm,或体重 >85 kg。③有异常孕产史:如自然流产、异位妊娠、早产、低体重儿、死胎、死产、难产、新生儿死亡、新生儿溶血性黄疸、新生儿畸形、新生儿先天性或遗传性疾病。④各种妊娠并发症:如妊娠高血压综合征、前置胎盘、胎盘早期剥离、羊水过多、羊水过少、胎儿宫内发育迟缓、过期妊娠、母子血型不合等。⑤各种妊娠合并症:如心脏病、高血压、肝病、肾脏病、糖尿病、甲状腺功能亢进、血液病、病毒感染等。⑥可能影响分娩异常者:如胎位异常、巨大胎儿(≥4 kg)、多胎妊娠、骨盆异常、软产道异常者。⑦胎盘功能不全者。⑧妊娠期接触有毒、有害物质,如大量放射线、化学性毒物、对胎儿有害药物等。⑨肿瘤患者或曾有手术史者。过去曾经采用高危妊娠评分法,将孕妇区分为高危、中危、低危、无危4种。这种方法的缺点是评分项目多,方法复杂,不易确切掌握,而且许多围生死亡是发生于低危甚至无危的孕产妇中,因之评分常不能确切指导实践,目前不同地区按自行设计评分法进行。

一、流行病学

(一)危险因素

危及孕产妇及围生儿安全与健康的因素,可能出现在孕产期的各个阶段。有些危险因素是固定的,如骨盆异常、身材矮小等。有些危险因素是变化的,如贫血、营养不良、胎位异常等,可能通过医疗保健而改变或消失。因此,整个孕产期中应定期进行危险因素筛查,评估其变化,及是否出现新的危险因素。还需要熟悉危险因素的危害性、发生时间、转化条件和防治措施,才能达到提高产科质量与效果的目的。除妊娠期并发症、合并症及病理产科等问题外,随着社会的发展与生活方式改变,下列各种因素对孕产妇与围生儿的危害值得重视。

1.母体营养与胎儿发育

孕妇保健的各种措施中,适当的营养是十分重要的,能促进健康、减少疾病发生率。累积的证据提示孕妇营养与胎儿宫内情况、出生体重、1 岁时体重有关,且都将影响到儿童成人后的发病率与死亡率,如高血压亦影响孕妇以后的长期健康。

孕期营养生理孕妇营养生理的研究在方法学上有许多困难。营养与生殖的关系,

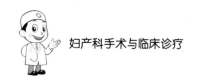

涉及遗传、社会、文化、经济及其他因素等,还有其间的相互作用,很难将营养状态单独与妊娠转归联系起来。但恰当的营养对妊娠过程的支持作用则无疑义。

孕期代谢受激素变化影响,合成代谢增加,基础代谢率增高,体重增加。孕中期以后所需热量比孕前增加 200 ~ 300 kcal/d,体重较孕前上升 20% ~ 25%。孕 20 周以后,体重每周平均增加 0.4 kg 为宜,而消瘦者以 0.5 kg、肥胖者以 0.3 kg 合适。热量供给与婴儿出生体重密切相关,而影响所需热量的因素则有孕前营养情况、孕期每日热量消耗以及并发症、多胎妊娠等。

蛋白质是构成组织细胞的基本成分。孕期蛋白质的摄入量与胎儿脑细胞的增殖数量和大脑发育有关。我国营养学会建议孕妇应在孕前期每日膳食供给蛋白质 65 ~ 90 g 的基础上,孕中期每天再增加 15 g,孕晚期增加 25 g,且动物性和豆类等优质蛋白应占全日蛋白质总量的 1/3 以上。

孕期缺乏营养对胎、婴儿的影响:①热量及蛋白质 孕期营养不良主要是热量及蛋白质的不足,其后果可致:低出生体重;出生营养不良儿童中 30% 有神经与智力上的问题;低体重儿伴先天异常者,较正常儿多 8 倍。②无机盐与微量元素。孕期由母体通过胎盘转运至胎体内。因为血浆容量、肾小球滤过率均增加,故孕妇血中无机盐与微量元素浓度降低,容易发生钙、铁、锌的缺乏。钙:孕中期每天应供给 1 000 mg 的钙,孕晚期应为 1 500 mg。孕妇钙与维生素 D 摄入不足,胎儿可致低钙血症。铁:孕妇每天宜补充 30 ~ 60 mg 的元素铁,可减少血红蛋白因血稀释的浓度下降,防止铁缺乏性贫血。胎儿在出生时,体内贮存铁达 280 mg 方可满足出生后最初 4 个月的需要。锌:缺锌愈来愈被认为与流产、畸胎、低出生体重有关。中度缺锌可致 DNA 合成降低、染色体畸变、胎肺表面活性物质合成减少。孕妇饮食每天锌的供给量应由平时的 15 mg 增至 20 mg 为宜。锰:孕期缺锰可引起胎婴儿骨骼异常、共济失调、脑功能不正常。③维生素叶酸:对人胎正常发育十分重要。尤其是孕早期,若缺乏可致流产、死胎、畸胎、神经管畸形,还与出生体重、心理行为的发育有关。维生素 A:孕期维生素 A 缺乏或过多,可致胎婴儿眼部畸形、失明,中枢神经或泌尿生殖系畸形。维生素 D:孕期缺乏可影响胎儿骨骼和牙齿发育的缺陷。

2.酗酒乙醇(酒精)为致畸剂

20 世纪 70 年代以来许多临床和实验研究报告证明,妊娠期慢性接触乙醇将使畸形胎儿增多。畸形胎儿的特点包括:颜面畸形如长脸、小眼、凹鼻梁、上颌发育不全、人中短缺等;心脏缺陷如室间隔缺损;骨骼畸形如胸骨凹陷、脊柱侧凸、桡尺融合;中枢神经系统功能异常如烦躁、震颤、智力减退;尿生殖系统畸形如尿道下裂、肾缺损等,被称为"胎儿酒精综合征"（Fetal Alcohol Syndrome，FAS）。

乙醇致畸作用可能与其代谢副产品乙醛有关。孕早期饮酒为乙醇31.1g/d，可诱发轻度FAS，婴儿出生体重平均下降90.8 g；如达乙醇62～73 g/d，约1/3呈完全的FAS。孕妇每周饮酒两次超过31.1g，乙醇者孕中期（15～27周）流产机会增加2～4倍。饮酒的孕妇后代中，预计将有30%～40%为完全的FAS。因为FAS的诊断常可延误多年，故真正的发病率可能更高。父亲在受精前酗酒，是否可致FAS尚未能确定。

3. 烟草与尼古丁

我国20岁以上女性吸烟率8.28%，开始吸烟平均年龄为27.8岁。孕妇还有被动吸烟的问题。吸烟是本世纪影响人类健康、导致疾病与死亡的最重要原因之一。我国最近统计吸烟人数已近3亿，每年仍以2%的比率增加。因此孕妇在家庭、工作地点和公共场所的主动或被动吸烟的问题，值得重视。每支烟含尼古丁（Nicotine）3～10 mg。吸烟时25%被破坏，50%散发空气中，10%～20%被肺吸入后，迅速进入血液，5%残留在烟头。哺乳妇女吸烟其乳汁中烟碱浓度可达0.5 mg/L。烟草烟雾中约共有4 000种化合物，如一氧化碳、氰化氢、氨、氧化氢和氧化氮类等有毒气体，在通风不良环境中被动吸烟者相当于主动吸烟者吸入烟碱量的0.5%～1%，同样危害健康。

吸烟孕妇其新生儿出生体重较不吸烟者减少170～250 g，身长减少1.3cm。吸烟对胎儿影响最大是在妊娠最后4个月时，每天吸烟≥5支即可出现胎儿宫内生长迟缓。吸烟愈多，影响愈大。每天吸烟≥10支者，其新生儿出生体重低于2.5 kg的发生率高。其婴儿至7岁时社会适应能力与学习能力均降低，至11岁时阅读理解能力与计算能力均较低。但也有些研究者认为到4～7岁时，差别不显著。

4. 吸毒与妊娠

毒品多容易通过胎盘，出生前后滥用药物对胎婴儿有生物学和行为学两方面的影响。但多数吸毒者往往使用不止一种毒品，并常有酗酒、贫穷、营养不良等多种因素并存。临床研究报道，其结果常需进一步研究分析。

大麻。对吸大麻（marihuana）者的前瞻性研究表明，妊娠前1年开始及妊娠期中吸用大麻中度者（每周吸用2～5支大麻烟卷）与重度者（每周＞5支），在婴儿出生体重、头围，或先天性畸形上均不能确定其相关性，但发现婴儿神经行为异常的发生频率较高，如明显震颤、惊醒反应、不安静、反应差，有些婴儿猫样哭叫。但其远期神经行为的发展与其后功能的发育，尚须更多的研究与观察。

海洛因嗜海洛因（heroin）的孕产妇其围生儿未能证明有结构的缺陷，但低出生体重儿的发生率高,还有导致发育缺陷与早产问题。几乎半数婴儿体重少于 2 400 g,其中60%与孕龄相关,40%为小于胎龄儿。随访至 3 ~ 6 岁,发现嗜海洛因母亲的儿童有产后生长的缺陷,如小头(14%),智商受影响,接受能力差,不易调整适应,学习过程与行为均受影响,难以管教,母儿关系差。

孕晚期仍吸毒者婴儿出生后有成瘾断药症状,如阵挛,睡醒规律紊乱,发热,高调哭声,肌张力增强,反射亢进,吸吮要求增加,烦躁不安,颤抖或抽风发作,喷嚏或呵欠,出汗,呕吐,腹泻,脱水,体重下降等。可在出生后不久出现症状,也可在 2 ~ 3 周后发生。

可卡因。孕妇使用可卡因(cocaine)分为社交性滥用(一般都保持合理的医疗保健,发现怀孕后即停用可卡因)、成瘾性使用(妊娠仍然滥用可卡因)两种。可卡因分子量低,易溶于水中与脂类中而通过胎盘进入胎儿。胎儿血中参与可卡因代谢的血浆酯酶水平低,造成可卡因在胎体内聚集。可卡因渗透在妊娠早期与晚期为最严重,可致早期妊娠失败、胎盘早剥、子宫胎盘血管收缩和血流减少、胎儿缺氧、发育迟缓、新生儿死亡率升高。动物试验可卡因还可引起仔胎大脑梗死、肢体残缺、眼畸形等。孕妇为社交性滥用可卡因者,对胎儿影响多不大。有学者认为吸毒孕妇诸多不利因素中,可卡因不是主要致畸因素,当吸毒量大且个体敏感性高时,才可致胎儿畸形。毒品通常缺乏质量控制,纯度不一;孕妇又常隐瞒使用毒品的真实情况或使用多种毒品;受毒品影响的子代,不仅是胎儿期,还有新生儿期、儿童期都将受到父母及环境种种不利因素的多维度的损害,其结果往往是悲惨的。

环境因素与妊娠不良结局。20 世纪 40 年代时,维生素 A 过量或不足是第一个经鉴定为出生缺陷的原因,因之建立了化学物质与异常妊娠转归不良相联系的概念。20 世纪 50 年代日本因食用甲基汞污染的鱼类引起水俣病,子代头骨畸形、中枢神经系统发育迟缓、智力低下、严重共济失调;母体可能表面健康,子代却可能严重损害,引起对工业产生的有害物质污染对生殖健康的注意。20 世纪 60 年代初欧洲因孕妇服用"沙立度胺(反应停)"引起婴儿短肢畸形的悲剧,促使各国建立出生缺陷的监测系统及药物筛选、管理制度。从此改变了过去认为出生缺陷绝大多数源于遗传的看法,以为胎儿居宫内隐蔽之处,母体足以保护其免受环境有害物质的影响。当代环境污染受到极大重视,列为世界性重大问题之一。人类在自然界长期发展过程中,与环境形成相互依存、相互作用的统一性。原生环境中形成的缺碘、高氟、高放射本底的地区,均可危害当地人群的健康与素质。随着工业发展、人口增加所造成的生态平衡破坏,环境质量恶化和污染,使问题更加严重和复杂。不论是化学污染(如有机氯等农药、有毒重金属）、物理性污染（如噪音、微波、辐射）或生物性污染（如病毒等）均可使孕妇急、慢性中毒，或是损害胎儿可引起死亡、流产、畸形、功能损害。胎儿的生理特点是对环境中的有害因素有高度感受性，甚至对母体不引起中毒症状的剂量，也可引起胎儿中毒，如宫内汞中毒。环境有害因素常是低浓度而长期作用于人体。这些复杂的有害物质，品种既多，有不同的生物效应，又有联合作用的问题。作用于孕妇和胎儿的后果与有害物质的性质、作用、剂量、作用时间长短以及胚胎发育阶段、基因型等密切相关，变化复杂。

一般而言，有害因素作用于妊娠的前 3 个月时，正值胚胎器官分化、形成时期，由于有害因素促使受精卵突变、基因突变、染色体畸变，可使胚胎着床障碍、流产或致畸形。有害因素在妊娠中期及后期，易影响胎儿中枢神经系统，可致死胎、早产、死产、婴儿及以后的发育迟缓、功能异常、行为异常等。环境污染的空气、水质等总是有地方性的特点。对人类而言比较普遍的是职业性因素。职业性有害因素在不同国家、地区的同一行业的从业人员，所接触的比较近似。常见的有铅、汞、镉、砷、汽油、二硫化碳、三氯乙烯、氯乙烯、氯丁二烯、放射线、噪音、微波等。经动物实验证明对胚胎及胎儿有害的职业性化学物质已不下数百种；至于对人类胎儿的影响，必须在此基础上进一步研究。目前有些因素在人类还未得到确切的答案。如前苏联切尔诺贝利核电站事故后，目前发现欧洲某些地区的流产率、儿童甲状腺癌发生率有所上升，其他问题尚不清楚。有些有害因素已经明确，但要改善难度很大。如我国从新疆到台湾有十多个省区有缺碘地区，当地普遍流行地方性甲状腺肿，甚至发生先天性克汀病（呆小症），发病率最高地区达 19.9%，缺碘可致胎儿期即形成脑损伤，出生后较普遍的智力低下。还有环境铅污染，孕期接触可严重威胁儿童智力发育。我国人体铅含量已升至高水平，值得警惕，应综合防治。近年我国许多城市围生儿死亡原因中，先天缺陷已居首位。在人类疾病谱中，先天缺陷致寿命缩短已为肿瘤的 8 倍，心脏病的 5 倍。环境有害因素对胎婴儿健康和孕产妇安全的危害案例的增多，是产科亟待研究解决的问题之一。

妊娠期用药：

1959 年联邦德国生产沙立度胺（thalidomide）治疗妊娠呕吐，结果造成婴儿四肢短小的"海豹"畸形，德、英、日三国共报道近 18 000 例。这一悲剧引起对孕妇用药的极大关注，对胎盘天然屏障的观点重新评价。在妊娠与胎儿发育的不同阶段，药物的影响有异。概括言之，受精卵在受精后 7～8 天着床，着床之前为组织营养期，此期内胚胎与母体血液循环尚未建立，受药物影响较小。受孕后 3～9 周为胎儿对药物最敏感时期，受有害药物影响发生结构异常的可能性最大。药物通过胎盘屏障进入胎体的速度和数量,首先取决于药物的理化特性,如分子量大小、脂溶性、酸碱度和通过胎盘的转运方式。其次是胎盘发育的阶段。孕早期胎血与母血间间隔的生物膜厚度为 25 μm,孕晚期为 2 μm,故后者较易通过。孕 36 周以后,胎盘功能减退,药物转运有所减少,有些药物如青霉素肌注 1 h 后,胎儿体内浓度为母体的 3 倍。

胎儿分解药物的酶系统活性不完善,如肝脏缺乏葡萄糖醛酸基转移酶,药物及其代谢产物易蓄积中毒。胎儿血脑屏障渗透性高,药物易蓄积于脑。胎肾滤过率低,药物排泄缓慢易蓄积于胎体内。药物对胎婴儿是否产生不良影响如早期胚胎死亡、流产、死胎、胎儿损害、胎婴儿生长发育障碍、功能障碍等,其主要影响因素为药物性质、药物到达作用部位的浓度(用药剂量、持续时间、途径等有关)、胎婴儿对药物的亲和性和接触药物的胎龄等。

目前药品种类繁多,新药不断涌现,大多数药物损害胎婴儿的情况,由临床医生观察发现,或是动物实验的结果。但这些还不能作为结论,需有更进一步的证明。目前大多数药物对胎婴儿损害的情况,在人类多数还未经过适当的科学检验与证明。孕期肯定对胎婴儿有害的药物有:①抗癌药类:可致胎儿流产、畸形、宫内发育不良等,妊娠前用药则对胎儿无不良影响。②激素类药物:主要是雌激素,孕期应用后,该儿童在青春期后阴道或宫颈的癌肿、生殖道畸形发病率高。③某些抗生素如四环素大量静脉滴注损害孕妇肝脏,常规应用可损害该儿童牙齿使牙釉发育不全,骨骼发育异常等。氨基糖苷类包括链霉素、卡那霉素、庆大霉素对胎婴儿的耳、肾有毒性,可引起先天性耳聋。链霉素在整个妊娠期都对听神经及前庭功能有损伤作用。④抗凝血药中,肝素不能通过胎盘,双香豆素如用于孕早期 25% ~ 50% 可致畸,如马鞍鼻、白内障、小眼球、智力低下。孕晚期应用可致胎婴儿出血。⑤抗躁狂和抗抑郁症药如碳酸锂、丙米嗪、阿米替林,孕早期应用均有致畸作用,麦普替林与哌甲酯无致畸报道。

哺乳期用药药物在乳汁中的排出,需受其分子量在脂肪和水中的溶解度、离解度及酸碱度的影响。乳母摄入的药物一般均可经乳汁排出,但在乳汁内浓度不等。大多数药物在乳汁中的浓度不超过乳母摄入量的 1% ~ 2%,故可不必中断母乳喂养。下列药物哺乳期不宜服用,以免影响婴儿健康。

①避孕药。可减少乳量及其中氮及蛋白成分。

②磺胺类药物。由于和胆红素竞争与白蛋白结合,故使游离胆红素增高,导致乳儿发生黄疸,尤其早产儿与高胆红素血症患儿。

③氯霉素。在乳汁中的浓度约为血清中的 1/2,对乳儿骨髓有明显抑制作用。

④甲硝唑。如哺乳期用药量为 2.0 g/d,以停药 12 ~ 24 h 后哺乳为宜。

⑤地西泮(安定)进入乳汁后可在乳儿体内积存,引起肌张力低下及体重减轻。

⑥抗甲状腺素药。如丙基硫氧嘧啶,在乳汁中的浓度可为母血的 3 倍,如需服药应停止哺乳。

二、诊断

(一)孕龄及胎儿发育情况的估计

确定孕龄对高危妊娠的处理有重要意义。临床上一般可从月经史及末次月经第一日推算。若既往月经周期紊乱或末次月经日期不能确定者,应结合早孕反应、胎动出现日期及子宫大小加以推算。随访或产前检查时,每次均应用皮尺测耻骨联合上缘至宫底距离(宫高)、腹围,测量前孕妇先排空膀胱。一般从妊娠 20 周开始,每 4 周测量一次,孕 28 周每 2 周一次,孕 36 周后每周一次,若发现异常,可以缩短复查时间。

用 B 超诊断孕龄及估计胎儿发育情况是一种简便、有效和可靠方法,通常可测量胎儿双顶径、头臀径、股骨长、胸径和腹径等综合判断。

妊娠图:在每次产前检查时,将孕妇母体、宫高及腹围测量数值,绘制在妊娠图表上,直观、醒目,和正常值比较,能及时发现胎儿宫内发育异常,防治 IUGR,为减少误差,结合 B 超进行校正。

(二)胎儿宫内安危监测

1.胎动

胎动计数是孕妇自我对胎儿进行监护的方法。胎动记录方法:孕 28 周每周记录一次,孕 32~36 周,每周记录 2 次,孕 36 周后每天记录。可于每日早、中、晚在相同条件下,如卧位、坐位、饮前、饭后各 1 小时,3 小时胎动总数乘 4 为 12 小时胎动总数。一般认为 12 小时内胎动累计数不得少于 10 次,故 12 小时内少于 10 次或逐日下降超过 50% 而又不能恢复者,应视为胎盘功能不良,胎儿缺氧存在。

2.胎心率监护

1)胎心率听诊法:正常胎心率为 120~160 次/分,绝大多数为 130~150 次/分,心音强而规则。胎心率 >160 次/分,只要母亲伴有妊高征、慢性肾炎、慢性高血压、心脏病、重度贫血、羊水过少、ICP、IUGR 等且胎心率 >160 次/分持续存在时,可考虑胎儿有早期缺氧。胎心率 <120 次/分则应排除胎儿有迷走神经兴奋、先天性房室传导阻滞、母亲用镇静剂等。

2)胎心监护仪检测:无应激试验(NST)作为妊娠 34 周后高危妊娠孕妇初测方法,每周 1~2 次。NST 有反应指基线率为 120~160 次/分且平稳,20 分钟内有 2 次以上

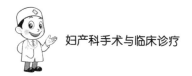

胎动,胎动后胎心率比基线率增速≥15次/分,持续15秒。反应型示胎儿储备功能良好。NST监护同时进行Krebs评分法,增加NST监护可靠性,减少假阴性或假阳性的发生。NST无反应需做宫缩应激试验,又称催产素激惹试验(CST或OCT)。用0.5%催产素静滴,每分钟1~2ml,如无宫缩,每10分钟增加一倍滴数,直至每10分钟内3次宫缩,每次宫缩持续30~40秒,观察30分钟或10分钟内出现3次典型晚期减速者,提示胎儿有缺氧。

3.胎儿生物物理监测(BPS)

是综合胎儿电子监护仪及B超所示某些生物活动来判断胎儿有无急、慢性缺氧的一种产前监护法。B型超声监测每周1~2次,观察胎动(FM)、胎儿肌张力(FT)、胎儿呼吸运动(FBM)及羊水量等。羊水量测量法:

垂直水平测量法:其标准为≤3cm为羊水过少;3~8cm为正常羊水量;>8cm为羊水量过多。

四象限测量法:羊水指数其标准为≤5.0cm为羊水过少;5.1~8.0cm为羊水偏少8.1~18cm羊水正常;>18cm为羊水过多。羊水过少应引起注意。BPS监测采用Manning评分法。BPS监测结果正常,可间隔3~4天再重复监测,对高危妊娠此方法安全,孕妇能接受。

4.胎儿心电图的检测

胎儿心电图是一种非侵入性的诊断手段,胎儿心电图所提供胎儿心脏活动的客观指标,能区分胎儿心电变化的微细差别,可及早诊断妊娠和分娩期的胎儿宫内缺氧及先天性心脏病,是围生期胎儿监护的一种有效手段。胎儿宫内缺氧时,胎儿心电图发生变化示PR间期缩短或增长,ST段偏离,T波振幅增大。迷走神经兴奋时,PR间期延长,胎心减慢。交感神经兴奋时,PR间期缩短,胎心加速。缺氧严重时,发生酸中毒,则ST段及T波改变。

5.脐动脉血流速的监测

脐带动脉血流状况与胎儿宫内缺氧及预后密切相关,目前采用超声多普勒血流仪测脐动脉血流速,检测迅速、准确,常用的血流指标有A/B比值(频谱上收缩期血流速峰值与舒张期峰值之比值),A/B值(S/D值)正常情况下,自妊娠15周至足月A/B值逐渐下降,表示胎盘血流阻力随孕周增加而逐渐减少,妊娠30周以前A/B值在3以上,30周以后A/B<3,35周为2.5,40周为2左右。A/B值异常时,胎盘绒毛细血管已有50%以上发生闭塞,A/B>6或0(舒张期无血流)表现血流速度异常,胎儿垂危,预后不良。凡在临床表现正常的孕妇于妊娠晚期有脐血流A/B比值异常者,应考虑到胎儿宫内缺氧或 IUGR 的可能。

6. 胎儿头皮血 pH 值测定

胎儿缺氧和胎儿酸中毒之间存在密切关系,在产程中宫颈扩张 1.5cm 以上时,取胎儿头皮血作 pH 值测定亦是胎儿监测内容之一。因设备问题临床上尚未广泛应用。正常胎儿头皮血 pH 值为 7.25 ~ 7.35;7.20 ~ 7.24 示轻度胎儿窘迫,7.20 以下示重度胎儿窘迫。

7. 胎儿—胎盘功能监测

①测定孕妇尿中雌三醇:妊娠期间雌三醇(主要由孕妇体内的胆固醇经胎儿肾上腺、肝以及胎盘共同合成)。正常值为 15 mg/24h 尿,10 ~ 15 mg/24h 尿为警戒值,< 10 mg/24h 尿为危险值。测尿雌三醇总量因操作繁琐已较少应用。现多改为孕妇任意测尿 E/C 比值,若 E/C 比值 <10 或下降速度超过 50%,应考虑胎儿胎盘功能减退。

②测孕妇血清游离雌三醇:采用放射免疫法,妊娠足月该值的下限(临界值)为 40 nmol/L。若低于此值,表示胎儿胎盘单位功能低下。

③测定孕妇血清胎盘泌乳素(HPL)值:采用放射免疫法,若该值于足月妊娠 <4 μg/L,提示胎盘功能低下。

8. 阴道脱落细胞检查

舟状细胞成堆,无表层细胞,嗜伊红细胞指数(n) <10%,致密核少者,提示胎盘功能良好;舟状细胞极少或消失,有外底层细胞出现,嗜伊红细胞指数 >10%,致密核多者,提示胎盘功能减退。

9. 羊膜镜

借助羊膜镜观察羊水颜色,了解胎儿是否因缺氧而有胎粪排出。如已破膜可直接观察羊水性状。

(三)胎儿成熟度检查

1. B 型超声测量各器官线值

由胎儿躯体、发育程度可推知功能上成熟程度,对无合并糖尿病孕妇以胎儿双顶径 >8.5cm 及Ⅲ级胎盘为胎儿成熟标志,其特异性为 66%,再加股骨长度 ≥7.0cm 这一标准则特异性可达 85%。

2. 羊水成熟度测定

其中最有意义是肺成熟度的测定,如肺不成熟,新生儿发生呼吸窘迫综合征(RDS)而死亡。

羊水中卵磷脂朋磷脂比值(L/S)该值 >2 示胎儿肺成熟,1.5 ~ 2.0 为临界值于合

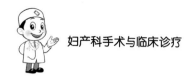

并糖尿病孕妇 L/S＞3 为成熟。

羊水震荡试验(泡沫试验)若两管均有完整的泡沫环,提示胎儿已成熟。

(四)胎儿畸形的检查

1. B 型超声显像

可探测出的胎儿畸形有:①神经系统;②消化系统;③泌尿系统;④其他,短肢畸形、腹积水等。

2. 甲胎蛋白(AFP)测定

AFP 主要产生于卵黄囊和胎儿肝,再由肝进入血循环,经肾排到羊水中,又经胎盘渗透到孕妇血循环,或由胎血直接通过胎盘进入母体血循环。孕妇血清 AFP 值随孕周而上升,至 36 孕周又渐下降。羊水内 AFP 值在孕中期比孕后期高,随着孕周数增加而渐降,36 孕周后下降至母血清 AFP 值相近似,羊水中 AFP 值于妊娠 8～24 周正常值为 20～48 mg/L,若 AFP 值异常增高示胎儿患有开放性神经管缺损(包括无脑儿、脑膜膨出等)。

3. 染色体检查

羊水细胞培养作染色体核型分析。

测定羊水中的酶诊断代谢性缺陷病:由于遗传密码突变引起某种酶的异常或缺陷所致的疾病。

三、治疗

对高危妊娠应针对不同的病因进行不同的治疗。如孕妇年龄在 37～40 岁;曾分娩先天愚型儿或家族史者;孕妇有先天性代谢障碍(酶系统缺陷)或染色体异常的家族史者;孕妇曾娩出过神经管开放性畸形儿者,均应转遗传咨询门诊作有关的检查。目前对遗传性疾病及畸胎的防治原则是预防为主,早期诊断,妥善处理。对妊娠并发症(如妊高征等),妊娠症(脏病、肾脏病等)及其他高危妊娠病因,除针各自特点进行特殊处理外,产科应注意以下几个方面:

增加营养:孕妇的健康及营养状况对胎儿的生长发育极重要。凡营养不良或显著贫血的孕妇,应给子足够的营养:高蛋白、高能量饮食,积极纠正贫血,口服金施尔康、善存、复方氨基酸胶囊、钙尔奇等,必要时静脉滴注葡萄糖、多种氨基酸、多种维生素。

卧床休息:卧床休息可改善子宫胎盘血循环及改善肾循环,有时改变体位还能减少脐带受压,卧姿以左侧卧位较好。

提高胎儿对缺氧的耐受力:10% 葡萄糖 500 ml 中加维生素 C2og 静脉慢滴注。每

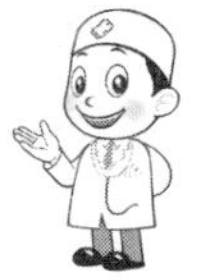

日一次,5 ~7 日为 1 个疗程,停药 3 天可再重复,可能有助于增加胎儿肝糖原储备或补偿其消耗,增强对缺氧的代偿能力。

间歇吸氧:每日 2 ~3 次,每次 30 分钟。

预防早产。

终止妊娠:若继续妊娠将严重威胁母体健康或影响胎儿生存时,应考虑适时终止妊娠。终止妊娠时间的选择取决于对疾病威胁母体的严重程度、胎盘功能和胎儿成熟度的了解,主要根据病情、胎龄、B 超、胎动及胎心率的变化做出决定。

终止妊娠法:需根据孕妇的产科情况、宫颈成熟度,特别是胎盘功能状态即胎儿在宫内窘迫的程度做出选择。引产后若产程进展缓慢,应及时改用剖宫产终止妊娠。对需终止妊娠而胎儿成熟度较差者,地塞米松 5 mg,肌注每 q12h,连续 2 日。紧急情况羊膜腔内注射地塞米松 10 mg,24 小时后可考虑终止妊娠。

产时处理:产程开始后应严密观察胎心率变化,可用胎心监护仪,以便及早发现异常,产程中注意及时吸氧。胎头固定或胎,宫口开大 >2cm 者可行人工破膜,直视观察羊水性状及其量。若有明显的胎儿窘迫征象而产程又不能在短期内结束者,可考虑剖宫产,一经决定应立即施行。疑有胎儿窘迫者,无论经阴道分娩或剖宫产,均应做好新生儿抢救准备,有儿科医生协助处理。

第六节　过期妊娠

凡平时月经周期规则,妊娠达到或超过 42 周尚未临产,称过期妊娠。其发生率占妊娠总数的 10% ~12% 。过期妊娠的围生儿病率和死亡率增高,并随妊娠期延长而增加。妊娠 43 周时,围生儿死亡率为妊娠足月分娩者的 3 倍,且初产妇过期妊娠胎儿较经产妇胎儿危险性增加。值得指出过期妊娠是影响围生发育与生存的病理妊娠。然而预防其发生并不困难,只要加强宣教使孕妇及家属认识过期妊娠的危害性,定期行产前检查. 适时结束分娩,不要等到过期妊娠时再处理,即可降低其发生率。

一、病因

多数学者认为过期妊娠与胎儿肾上腺皮质功能有关,下列情况容易导致过期妊娠。

头盆不称时,由于胎先露部对宫颈内日及子宫下段的刺激不强,容易发生过期

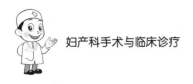

妊娠。

无脑儿畸胎不合并羊水过多时,由于胎儿无下丘脑,使垂体.肾上腺轴发育不良,由胎儿肾上腺皮质产生的肾上腺皮质激素及雌三醇的前身物质16ct.羟基硫酸脱氢表雄酮减少及小而不规则的胎儿,不足以刺激宫颈内口及子宫下段引起宫缩,孕周可长达45周。

缺乏胎盘硫酸酯酶是一种罕见的伴性隐性遗传病,均见于怀男胎病例,胎儿胎盘单位无法将活性较弱的脱氢表雄酮转变为雌二醇及雌三醇,致使发生过期妊娠。若给孕妇注射硫酸脱氢表雄酮后,血浆雌激素值不见升高,即可确诊。

内源性前列腺素和雌二醇分泌不足而孕酮水平增高。有作者认为过期妊娠系雌孕激素比例失调导致孕激素优势,抑制前列腺素和缩宫素,使于宫不收缩,延迟分娩发动。

二、病理

胎盘过期妊娠的胎盘有两种类型。一种是胎盘功能正常,胎盘外观和镜检均与妊娠足月胎盘相似,仅重量略有增加。另一种是胎盘功能减退,胎盘绒毛内血管床减少.间质纤维化增加,合体细胞小结增加,某些合体细胞小结断裂、脱落,绒毛表面出现缺损,缺损部位由纤维蛋白沉积填补并在纤维蛋白沉积表面出现钙化灶.绒毛上皮与血管基底膜增厚。另外有绒毛间血栓、胎盘梗死、绒毛周围纤维素或胎盘后血肿增加等胎盘老化现象,使物质交换与转运能力下降。有资料分析表明,过期妊娠胎盘中的25% ～30%绒毛和血管正常,15% ～20%仅有血管形成不足,但无缺血影响,另有40%出现血流灌注不足而导致缺血,供氧不足,使胎儿在临产后不能适应子宫收缩附加的缺氧而易发生意外。

羊水妊娠38周以后,羊水量开始减少,妊娠足月时的羊水量为1 000 ml,随着妊娠推延,羊水量越来越少。过期妊娠时,羊水量明显减少。

胎儿过期妊娠胎儿生长模式可能有以下几种:

①正常生长:过期妊娠的胎盘功能正常,胎儿继续生长,体重增加成为巨大胎儿.颅骨钙化明显,不易变形,导致经阴道分娩困难,使新生儿病率相应增加。

②成熟障碍:由于胎盘血流不足和缺氧及养分的供应不足,胎儿不易再继续生长发育。可分为3期:第1期为过度成熟,表现为胎脂消失,皮下脂肪减少,皮肤干燥松弛多皱褶,头发浓密,指(趾)甲长,身体瘦长,容貌似"小老人"。第Ⅱ期为胎儿缺氧,肛门括约肌松弛,有胎粪排出,羊水及胎儿皮肤粪染,羊膜和脐带绿染,围生儿病率及

围生儿死亡率最高。第Ⅲ期为胎儿全身因粪染历时较长广泛着色,指(趾)甲和皮肤呈黄色,脐带和胎膜呈黄绿色。此期胎儿已经历和渡过Ⅱ期危险阶段,其预后反较Ⅱ期好。

③宫内发育迟缓小样儿可与过期妊娠并存,后者更增加胎儿的危险性。

对母儿影响:

过期妊娠时,对母儿影响较大。由于胎盘的病理改变致使胎儿窘迫或胎儿巨大造成难产,二者均使围生儿死亡率及新生儿窒息发生率增高。对母体又因胎儿窘迫、头盆不称、产程延长,使手术产率明显增加。

诊断:

①应正确计算预产期并确定胎盘功能是否正常。

核实预产期诊断过期妊娠之前必须准确核实预产期,确认妊娠是否真正过期,若平时月经周期不准,推算的预产期不可靠.因此应注意:详细询问平时月经变异情况,有无服用避孕药等使排卵期推迟;根据孕前基础体温升高的排卵期推算预产期;夫妇两地分居,应根据性交日期推算;根据开始出现早孕反应时间(孕6周出现)加以估计;妊娠早期曾做妇科检查者,按当时子宫大小推算;用听筒经腹壁听到胎心时,孕周至少已18~20周;B型超声检查,早孕期测定妊娠囊直径,孕中期以后测定胎儿头臀长、双顶径、股骨长等,以及晚期根据羊水量的变化推算预产期;子宫符合孕足月大小,宫颈已成熟,羊水量渐减少,孕妇体重不再增加或稍减轻,应视为过期妊娠。

②判断胎盘功能。

胎动计数:由于每个胎儿的活动量各异,不同孕妇自我感觉的胎动数差异很大。一般认为12小时内胎动累计数不得少于10次,故12小时内少于10次或逐日下降超过50%。而又不能恢复,应视为胎盘功能不良,胎儿有缺氧存在。

测定尿雌三醇与肌酐(E/c)比值:采用单次尿测定 F/c 比值。E/c 比值在正常情况下应大于15,若 E/c 比值 <10 表明胎盘功能减退。

胎儿监护仪检测:无应激试验每周2次,NSI 有反应型提示胎儿无缺氧,NST 无反应型需做官缩应激试验,多次反复出现胎心晚期减速者,提示胎儿有缺氧。

超声监测:每周1~2次B型超声监测,观察胎动、胎儿肌张力、胎儿呼吸样运动及羊水量等。羊水暗区直径 <3cm,提示胎盘功能不全,<2cm 胎儿危险。彩色超声多普勒检查尚可通过测定胎儿脐血流来判断胎盘功能与胎儿安危。

羊膜镜检查:观察羊水颜色,了解胎儿是否因缺氧而有胎粪排出。若已破膜可直接观察到羊水流出及其性状。

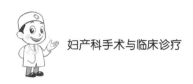

③了解宫颈成熟度能对预测引产是否成功起重要作用,通常采用 Bishop 宫颈成熟度评分法,得 7~9 分的引产成功率约为 80%,9 分以上均成功。

三、处理

过期妊娠影响胎儿安危,应力求避免过期妊娠的发生,争取在妊娠足月时及时处理。

1. 产前处理

已确诊过期妊娠,若有下列情况之一应立即终止妊娠:①宫颈条件成熟;②胎儿~4000g 或ⅡJGR;③12 小时内胎动累计数<10 次或为无反应型,阳性或可疑时;④持续低 E/c 比值;⑤羊水过少或羊水粪染;⑥并发中度或重度妊高征。

终止妊娠的方法应酌情而定。宫颈条件成熟者应人工破膜,破膜时羊水多丽清,可在严密监护下经阴道分娩;宫颈条件未成熟者可用促宫颈成熟药物,如普拉睾酮,每日静注一次,连用 3 日,也可用缩宫素、前列腺素制剂引产;出现胎盘功能不良或胎儿窘迫征象。不论宫颈条件成熟与否,均应行剖宫产尽快结束分娩。

2. 产时处理

过期妊娠时,胎儿虽有足够储备力,足以保证产前监护试验正常,但临产后宫缩应激力的显著增加超过其储备力,出现隐性胎儿窘迫甚至死亡,对此应有足够认识。适时应用胎儿监护仪,及时发现问题,采取应急措施。适时选择剖宫产结束分娩挽救胎儿。剖宫产指征有:①引产失败;②产程长.胎先露部下降不满意;③产程中出现胎儿窘迫征象;④头盆不称;⑤巨大儿;⑥臀先露伴骨盆轻度狭窄;⑦高龄初产妇;⑧破膜后羊水少、黏稠、粪染。

产程中为避免胎儿缺氧,应给产妇吸氧,静脉滴注葡萄糖液,进行胎心监护,对可疑畸胎者行 B 型超声检查.并做好抢救胎儿的一切准备。过期妊娠时,常伴有胎儿窘迫、羊水粪染,分娩时应做相应准备,要求在胎肩娩出前用负压吸球或吸痰管吸净胎儿鼻咽部分泌物,对于分娩后胎粪超过声带者应用喉镜直视下吸出气管内容物.并做详细记录。过期儿病率和死亡率均高,应及时发现和处理新生儿窒息、脱水、低血容量及代谢性酸中毒等并发症。

第七节　胎盘早剥

妊娠 20 周后或分娩期,正常位置的胎盘在胎儿娩出前,部分或全部从子宫壁剥离,称胎盘早剥。胎盘早剥是妊娠晚期严重并发症,往往起病急.进展快.如果处理不及时,可危及母儿生命,国内报道其发病率为 0.46% ~ 2.1%,围生儿死亡率为200‰~350‰,15 倍于无胎盘早剥者。另外,发病率的高低与分娩后是否仔细检查胎盘有关,轻型胎盘早剥,临产前无明显症状,此类病例易被忽略。

一、病因

(一)血管病变

胎盘早剥孕妇并发妊娠期高血压疾病、肾脏疾病,尤其已有全身血管病变者居多。当底蜕膜螺旋小动脉痉挛或硬化,引起远端毛细血管缺血坏死以致破裂出血,血液流至底蜕膜层形成血肿,导致胎盘自子宫壁剥离。

(二)机械性因素

外伤(特别是腹部直接受撞击或摔倒腹部直接触地等)、胎位异常行外倒转术矫正胎位、脐带过短或脐带绕颈、在分娩过程中胎先露部下降,均可能促使胎盘早剥。此外,双胎妊娠的第一胎儿娩出过快或羊水过多于破膜时羊水流出过快,使子宫内压骤然降低,子宫突然收缩,也可导致胎盘自子宫壁剥离。

(三)子宫静脉压突然升高

妊娠晚期或临产后,孕产妇长时间仰卧位时,可发生仰卧位低血压综合征。此时由于巨大的妊娠子宫压迫下腔静脉,回心血量减少,血压下降,而子宫静脉却瘀血,静脉压升高,导致蜕膜静脉床淤血或破裂,导致部分或全部胎盘自子宫壁剥离。

(四)吸烟

近 10 年的研究证实了吸烟与胎盘早剥的相关性,有报道吸烟使胎盘早剥发生危险增加90%,并随着每天吸烟数量的增加胎盘早剥发生的危险性也增加。吸烟使血管发生退行性变而增加了毛细血管的脆性,并且尼古丁对血管收缩的影响以及血清中一氧化碳结合蛋白浓度升高均可导致血管痉挛缺血,从而诱发胎盘早剥。

(五)胎膜早破

国内外很多研究报道了胎膜早破与胎盘早剥的相关性。胎膜早破孕妇发生胎盘早剥的危险性较无胎膜早破者增加 3 倍,其发生的机制不明确,可能与胎膜早破后伴发绒毛膜羊膜炎有关。

(六)滥用可卡因

有报道指出,在妊娠期间滥用可卡因 50 例孕妇,其中 8 例死胎是由于胎盘早剥引

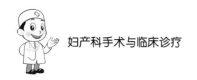

起的。另有报道112例孕妇在孕期滥用可卡因,结果发生胎盘早剥者占13%。

（七）孕妇年龄及产次

孕妇年龄与胎盘早剥发生有关,但有学者报道产次比年龄更倾向于与胎盘早剥有关。随着产次的增加,发生胎盘早剥的危险性呈几何级数增加。

二、病理变化

胎盘早剥分为显性、隐性及混合性剥离3种。胎盘早剥的主要病理变化是底蜕膜出血,形成血肿,使胎盘自附着处剥离。若剥离面积小,出血停止,血液很快凝固,临床多无症状。若剥离面积大,继续出血形成胎盘后血肿,使胎盘剥离部分不断扩大.当血液冲开胎盘边缘,沿胎膜与子宫壁之间经宫颈管向外流出,即为显性剥离或外出血。若胎盘边缘仍附着于子宫壁上,或胎膜与子宫壁未分离,或胎头固定于骨盆入口,均能使胎盘后血液不能外流,而积聚于胎盘与子宫壁之间,即为隐性剥离或内出血。由于血液不能外流,胎盘后血液越积越多,宫底随之升高。当出血达到一定程度,血液仍可冲开胎盘边缘与胎膜而外流,形成混合性出血。偶有出血穿破羊膜溢入羊水中成为血性羊水。

胎盘早剥发生内出血时,血液积聚于胎盘与子宫壁之间,由于胎盘后血肿的压力加大,使血液浸入子宫肌层,引起肌纤维分离,甚至断裂、变性。

胎盘早剥类型宫肌层至浆膜层时,子宫表面呈现紫色瘀斑,尤以胎盘附着处为著。称子宫胎盘卒。此时肌纤维受血液浸渍,收缩力减弱。有时血液还可渗入阔韧带及输卵管系膜。

严重的胎盘早剥可以发生凝血功能障碍。从剥离处的胎盘绒毛和蜕膜中释放大量组织凝血活酶,进入母体血循环,激活凝血系统导致弥散性血管内凝血。肺、肾等脏器的毛细血管内有微血栓形成,造成脏器损害。胎盘早剥持续时间越长,促凝物质不断进入母血继续发展,激活纤维蛋白溶解系统,产生大量的纤维蛋白原降解产物,大量FDP具有复杂的抗凝作用,引起继发性纤溶亢进。发生胎盘早剥后,大量消耗凝血因子,并产生高浓度的FDP,最终导致凝血功能障碍。

三、临床表现

国外多采用sller(1985)分类法,将胎盘早剥分为Ⅰ、Ⅱ、Ⅲ度。而我国则以轻、重两型分类。轻型相当于sllerⅠ度,重型包括sllerⅡ、Ⅲ度。

（一）轻型

以外出血为主,胎盘剥离面通常不超过胎盘面积的1/3,分娩期多见。主要症状为阴道流血,量较多,色暗红,伴轻度腹痛或无腹痛,贫血体征不显著。若在分娩期则产程进展较快。腹部检查:子宫软,宫缩有间歇,子宫大小与妊娠周数相符,胎位清楚,胎心率多正常,若出血量多胎心可有改变。腹部压痛不明显或仅有局部轻压痛(胎盘剥离处)。产后检查见胎盘母体面有凝血块及压迹。有的病例症状与体征均不明显,仅在检查胎盘母体面时发现凝血块及压迹才诊断胎盘早剥。

(二)重型

以内出血和混合性出血为主,胎盘剥离面超过胎盘面积的 1/3,有较大的胎盘后血肿,主要症状是突然发生的持续性腹痛、腰酸、背痛,疼痛程度与胎盘后积血多少呈正相关,严重时可出现恶心、呕吐、面色苍白、出汗、脉弱、血压下降等休克征象。可无阴道流血或少量阴道流血及血性羊水,贫血程度与外出血量不相符。腹部检查:子宫硬如板状,有压痛,以胎盘附着处最著,若胎盘附着于子宫后壁,则子宫压痛不明显,但子宫比妊娠周数太,宫底随胎盘后血肿增大而增高。偶见宫缩,子宫多处于高张状态,子宫收缩间歇期不能放松,因此胎位触不清楚。若剥离面超过胎盘面积的 1/2,胎儿因缺氧死亡,故重型患者的胎心多已消失。

四、辅助检查

B 型超声检查正常胎盘 B 型超声图像应紧贴子宫体部后壁、前壁或侧壁,若胎盘与子宫壁之间有血肿时.在胎盘后方出现液性低回声区,暗区常不止一个,并见胎盘增厚。若胎盘后血肿较大时,能见到胎盘胎儿面凸向羊膜腔,甚至能使子宫内的胎儿偏向对傅。若血液渗入羊水中,见羊水回声增强、增多,系羊水混浊所致。当胎盘边缘已与子宫壁分离时,未形成胎盘后血肿,见不到上述图像,故 B 型超声诊断胎盘早剥有一定的局限性。重型胎盘早剥时常伴胎心、胎动消失。

化验检查主要了解贫血程度与凝血功能。重型胎盘早剥患者应检查肾功能与二氧化碳结合力。若并发时进行筛选试验(血小板计数、凝血酶原时间、纤维蛋白原测定)与纤溶确诊试验(凝血酶时间、优球蛋白溶解时间、血浆鱼精蛋白副凝试验)。

五、诊断与鉴别诊断

依据病史、症状、体征与 B 型超声检查不难确诊。轻型胎盘早剥的症状主要与前置胎盘相鉴别。体征不明显,应仔细观察分析,并借助 B 型超声确定诊断。重型胎盘早剥的症状、体征典型.诊断多无困难,应判断其严重程度并借助实验室检查,确定有无凝血功能障碍及肾功能衰竭,主要与先兆子宫破裂相鉴别。附着在子宫后壁的胎盘早剥不易诊断,其特点为原因不明的子宫张力增高并非羊水过多,且未临产,伴妊娠高

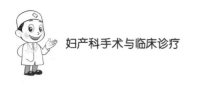

征者更应怀疑胎盘早剥。

六、并发症

弥散性血管内凝血重型胎盘早剥特别是胎死宫内患者可能发生,出现皮下、黏膜、注射部位出血,子宫出血不凝或较软凝血城,另有血尿、咯血及呕血现象,对胎盘早剥患者从入院到产后,均应密切观察,结合化验,积极防治。

产后出血胎盘早剥可致于宫肌层发生病理改变影响收缩而易出血,一旦发生弥散性血管内凝血,产后出血不可避免,必须提高警惕。

急性肾功能衰竭伴妊高征的胎盘早剥,或失血过多及休克以及发生 DIC.均严重影响肾血流量,造成双侧肾小管或肾皮质缺血坏死,出现急性肾功能衰竭。

胎儿宫内死亡胎盘早剥面积超过胎盘面积的1/2时,胎儿多缺氧死亡。

七、预防

加强产前检查,积极防治妊高征、高血压、慢性肾炎,并加强孕妇管理。妊娠晚期避免长时间仰卧位与外伤。行外转胎位术纠正胎位时操作必须轻柔.不能强行倒转。对羊水过多与多胎妊娠分娩时,避免宫内压骤减。行羊膜腔穿刺前做胎盘定位,穿刺时避开胎盘。人工破膜时,应选宫缩间歇期高位穿刺,缓慢放出羊水。

八、处理

纠正休克对处于休克状态的危重患者,积极开放静脉通路.补充血容量,输新鲜血,若发生 DK,应测中心静脉压以指导补液量。

及时终止妊娠胎盘早剥危及母儿生命,其预后与处理的及时性密切相关。胎儿娩出前胎盘剥离可能继续加重,难以控制出血,时间越长,病情越重,因此一旦确诊重型胎盘早剥,必须及时终止妊娠。

1. 阴道分娩

以显性出血为主,宫口已开大,经产妇,一般情况较好,估计短时间内能结束分娩者可经阴道分娩。先行破膜使羊水缓慢流出,用腹带包裹腹部,压迫胎盘使其不再继续剥离,并可促进子宫收缩.必要时静脉滴注缩宫索缩短产程。分娩过程中,密切观察血压、脉搏、宫底高度、宫缩与出血情况,仔细听取胎心,用胎儿电子监测仪监护。早期发现异常情况及时处理,必要时行剖宫产。

2. 剖宫产

重型胎盘早剥,特别是初产妇.不能在短时间内结束分娩者:轻型胎盘早剥,出现胎儿窘迫征象,需抢救胎儿者;重型胎盘早剥,产妇病情恶化,胎儿已死,不能立即分娩者;破膜后产程无进展者,均应及时行剖宫产术。

刮宫产取出胎儿与胎盘后,应及时给予宫缩剂并按摩子宫,宫缩良好可控制出血,若发现为子宫胎盘卒中,在取出胎儿后.子宫肌壁内注射官缩剂.配以按摩子宫和热盐水纱垫湿热敷子宫,多数子宫收缩转佳。若不奏效可行子宫动脉上行支结扎,或用可吸收线太8字缝合卒中部位的浆肌层,多能止血而保留子宫。

并发症处理:产后出血:分娩后及时应用子宫收缩药,如缩官素、马来酸麦角新碱、米索前列醇、卡前列甲酯等,持续按摩子宫;若仍有不能控制的出血,应考虑行子宫切除;若大量出血且无凝血块,应考虑凝血功能障碍,立即行必要的化验同时按凝血功能障碍处理。

凝血功能障碍:在迅速终止妊娠、阻断促凝物质继续人母血循环的基础上采用以下方法。

抗凝治疗:应用肝素治疗虽有很大争议,但多主张早期应用.可阻断DIC的发展。DIC发生后,高凝与纤溶往往相伴相随,高凝期用肝素治疗尤为重要,肝素化前先输血或用纤维蛋白原可加剧DK:必须慎重选择用药时机。

补充凝血因子:输新鲜血与冰冻血浆,1升的冰冻血浆舍纤维蛋白原鳜,如无法得到新鲜血时,可选冰冻血浆应急。也可直接输纤维蛋白原常用量为3~6 g或补充血小板悬液与其他凝血因子。

纤溶抑制剂:它的应用意见不一,多数认为在肝素化与补充凝血因子的基础上可以用纤溶抑制剂。

第八节　外阴瘙痒

外阴瘙痒是妇科疾病中很常见的一种症状,外阴是特别敏感的部位,妇科多种病变及外来刺激均可引起瘙痒,使人寝食难安、坐卧不宁。外阴瘙痒多发生于阴蒂、小阴唇,也可波及大阴唇、会阴和肛周。

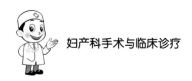

一、病因

（一）局部原因

1. 特殊感染

霉菌性阴道炎和滴虫性阴道炎是引起外阴瘙痒最常见的原因。虱子、疥疮也可导致发痒。蛲虫病引起的幼女肛门周围及外阴瘙痒一般仅在夜间发作。

2. 慢性外阴营养不良

以奇痒为主要症状，伴有外阴皮肤发白。

3. 药物过敏或化学晶刺激

肥皂、避孕套、新洁而灭、红汞等可因直接刺激或过敏而引起接触性皮炎，出现瘙痒症状。

4. 不良卫生习惯

不注意外阴局部清洁，皮脂、汗液、月经、阴道内分泌物，甚至尿，粪浸渍，长期刺激外阴可引起瘙痒；经期用橡皮或塑料月经带，平时穿着不透气的化学纤维内裤均可因湿热郁积而诱发瘙痒。

5. 其他

皮肤病变、擦伤，寻常疣、疱疹、湿疹、肿瘤均可引起外阴瘙痒。

（二）全身性原因

1. 糖尿病

由于糖尿对外阴皮肤的刺激，特别是伴发霉菌性外阴炎时，外阴瘙痒特别严重。不少患者都是先因外阴部瘙痒和发红而就医，经过进一步检查才确诊为糖尿病的。

2. 黄疸

维生素 A、B 缺乏，贫血、白血病等慢性病患者出现外阴痒时，常为全身瘙痒的一部分。

妊娠期和经前期外阴部充血偶可导致外阴瘙痒不适。

不明原因外阴瘙痒。

部分患者外阴瘙痒十分严重，但找不到明显的全身或局部原因，目前有人认为可能与精神或心理方面因素有关。外阴白斑的病因非常复杂，与遗传、过敏慢性炎症刺激、内分泌失调、免疫代谢障碍和微循环障碍等因素有关。

感染及炎症刺激是主要原因，由此发病的患者占 50% 左右。造成外阴感染及炎症刺激的因素很多，如平时卫生习惯不好、患有急、慢性阴道炎、浴池游泳、外出住宿的交叉感染等导致阴道炎症。

如不能及时得以治疗,炎性分泌浸润到会阴部,长期感染刺激,就会逐渐发展成为外阴白斑。

另外,妇女月经期间用了不洁净的卫生巾、卫生纸造成会阴部细菌滋生、蔓延。

有的对化纤物质过敏使会阴部受到感染刺激,皮肤及黏膜受损,发生红肿,溃疡及变性,亦可能形成外阴白斑。患糖尿病、外阴湿疹、外阴瘙痒等,如乱用药物,治疗不当,也可能导致或加重白斑病的形成和发展。

二、诊断

诊断时应详细询问发病经过,仔细进行局部和全身检查,以及必要的化验检查,以便找出病因。阴部瘙痒不堪,甚则痒痛难忍,或伴有带下增多等症状。

以自觉外阴瘙痒为诊断依据。

妇科检查及白带涂片检查,以了解外阴瘙痒的病因。若外阴奇痒,尤以夜间为甚,白带黄绿色,稀薄呈泡沫状,阴道口黏膜潮红充血,后穹窿及阴道壁有小出血点者,白带涂片可找到阴道滴虫,诊断为滴虫性阴道炎;外阴奇痒,白带多,呈豆腐渣状,大小阴唇红肿,表面有白膜,不易擦去,镜检可见霉菌,诊断为念珠性阴道炎;阴痒并见大小阴唇、阴蒂色素变白,可诊断为外阴营养不良;如阴毛部位及其附近瘙痒,血痂或青斑,找到阴虱及虫卵者,则为阴虱;也有自觉阴部干涩而痒,阴部外表干燥不润者,多为肝肾不足,生风化燥所致。若肥胖外阴瘙痒难愈者,要注意排除糖尿病。阴痒的兼症不同,病因各异,务必详察,细加鉴别,方可无误。

三、治疗

(一)一般治疗

注意经期卫生,保持外阴清洁干燥,切忌搔抓。不要用热水洗烫,忌用肥皂。有感染时可用高锰酸钾溶液坐浴,但严禁局部擦洗。衣着特别是内裤要宽适透气。忌酒及辛辣或过敏食物。

(二)病因治疗

消除引起瘙痒的局部或全身性因素,如滴虫,霉菌感染或糖尿病等

(三)对症治疗

1.外用药

急性炎症时可用1%雷锁辛加1箔,利凡诺溶液,或30%;硼酸液湿敷,洗后局部

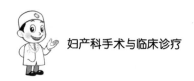

涂擦40%氧化锌油膏;慢性瘙痒可用皮质激素软膏或2%苯海拉明软膏涂擦。

2. 内服药

症状严重时可口服扑尔敏4 mg;苯海拉明25 mg或异丙嗪25 ml以兼收镇静和脱敏之效。

四、危害

性外阴部瘙痒严重时,不但使人坐卧不宁,影响工作、学习、生活和睡眠。

由于女性外阴瘙痒,会影响夫妻生活,所以极有可能导致夫妻感情不和,严重的甚至造成感情破裂,婚姻走向终点。

诱发生殖器感染,盆腔炎、肾周炎、性交痛等,日久不愈还可导致多种疾病同时发生,疾病的危害严重的会危害女性健康,甚至还会造成女性不孕等严重后果。

女性外阴瘙痒严重时,不易根治,易反复,引发早产、胎儿感染畸形等,造成终身遗憾。

外阴瘙痒对我们影响至大,千万不能大意。在平时生活中要做好预防外阴瘙痒的措施,经期注意个人卫生,勤换卫生巾,保持外阴清洁;忌酒及辛辣食物,不吃海鲜等极易引起过敏的药物;内衣和内裤要保持清洁,内衣应柔软宽松,以棉织品为好,应避免将化纤服装贴身穿等。

五、预防

注意经期卫生,勤清洗。

不要冲洗阴道,因为阴道有自清的功能,如果刻意冲洗反而不利。

忌乱用、烂用药物,忌抓搔及局部摩擦。

忌酒及辛辣食物,不吃海鲜等及易引起过敏的药物。

久治不愈者应作血糖检查。少吃糖类可避免常常感染霉菌,如少吃淀粉类、糖类以及刺激性的食物(例如酒、辛辣物、油炸类),多吃蔬菜水果类,水份要充足。

不穿紧身兜裆裤,内裤更须宽松、透气,并以棉制品为宜。

就医检查是否有霉菌或滴虫,如有应及时治疗,而不要自己应用"止痒水"治疗。

保持外阴清洁干燥,尤其在经期、孕期、产褥期,每天用女性护理液清洗外阴更换内裤。

不穿化纤内裤、紧身裤,着棉织内衣裤。局部坐浴时注意溶液浓度、温度及时间、注意事项。

外阴瘙痒者应勤剪指甲、勤洗手,不要搔抓皮肤,以防破溃感染从而继发细菌性感染。

上完厕所请记得由前往后擦,因为肛门可能会带来不少细菌,所以如厕后请不要由肛门擦到阴部,才能减少感染的机会。

内裤要和其他的衣物分开洗,最好暴晒,可以减少细菌的滋生。如果患有霉菌性阴道炎的话,最好内裤都有热水煮沸消毒。

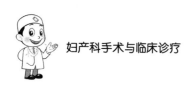

第四章　妊娠疾病诊疗

第一节　妊娠剧吐

妊娠早期孕妇发生择食、食欲不振、轻度恶心呕吐、头晕、倦怠等症状,称为早孕反应。一般于妊娠3个月左右自然消失,不需特殊处理。偶有少数孕妇反应严重,频繁持续性恶心呕吐,不能进食、进水,导致体液失衡及至新陈代谢障碍,严重者肝、肾功能受损,甚至危及孕妇生命,称妊娠剧吐(hyperemesisgravidarum)。发生率约为0.35%~0.47%。

一、病因

原因至今尚未完全明确。

与胎盘激素有关主要是绒毛膜促性腺激素(hCG)。

与精神、社会因素有关临床上往往见到精神紧张而敏感、焦急、忧虑、神经系统功能不稳定及生活环境和经济状况较差的孕妇,易发生妊娠剧吐,提示该病可能与精神、身体素质有关。

二、临床表现

年轻初孕妇多见,按病情程度可分为轻症和重症两类。轻症患者可有挑食、厌食、反复呕吐、便秘、头晕、乏力等,但体重、体温、脉搏均无明显改变,尿酮体阴性。重症患者频繁呕吐不能进食,吐出物除食物、黏液、清水外,甚至可有胆汁或咖啡色血水。严重者引起脱水及电解质紊乱,消耗体内脂肪,其中间产物丙酮蓄积,引起代谢性酸中毒,尿中出现酮体。表现为体重下降,明显消瘦,面色苍白,并感全身乏力,皮肤黏膜干燥、失去弹性,口唇燥裂,眼窝凹陷,体温升高,血压下降,呼吸深快,脉搏细速(100～120 次/分)。当肝肾功能受到损害时出现黄疸,ALT 升高和尿量减少、蛋白尿。由于血浆蛋白及纤维蛋白原减少,孕妇出血倾向增加。病情继续发展,可出现嗜睡、意识模糊,谵妄甚至昏睡、昏迷、死亡。

持续性的妊娠剧吐很少见,如发生,常与严重的肝损有关。

三、诊断与鉴别诊断

根据病史、临床表现、妇科检查及 hCG 测定,诊断早孕一般并不困难,反复持续呕吐孕妇,尿中酮体阳性,则可诊断为妊娠剧吐。

为判定病情的轻重程度,除依据临床表现外,还可行实验室检查以协助诊断。

必要时应行眼底检查及神经系统检查。

持续性的妊娠剧吐患者肝活检可发现肝小叶中央坏死和广泛的脂肪变性,其改变与长期饥饿的改变相似。

妊娠剧吐主要应与葡萄胎及可能引起呕吐的疾病如病毒性肝炎、肾炎、胃肠炎、溃疡病、胰腺炎、肠梗阻等消化系统疾病和颅内疾病等相鉴别。

四、检验诊断

妊娠剧吐常伴水电解质平衡失调,严重可致脱水、肝肾功能损害,实验室检查在妊娠剧吐诊断及病情判断上具重要价值。

(一)一般检验项目

血常规妊娠剧吐患者由于严重的呕吐,可致机体脱水,血容量减少。患者血常规结果常表现为红细胞数量、血红蛋白量、血细胞比容增高,而红细胞指数 MCV、MCH、MCHC 常在正常范围内。

肝功能检查妊娠剧吐患者常伴肝功能异常。约有15%～50%妊娠剧吐患者血清转氨酶水平升高,但升高水平不明显,通常不超过正常上限的 4 倍。

肾功能试验严重妊娠剧吐患者可导致肾功能受损而致肾功能试验异常。肾功能试验有助于严重妊娠剧吐患者有无肾功能损伤及其损伤程度的判定。

1. 电解质(钾、钠、氯)测定

①检测方法:离子选择电极法。

②标本:血清。

③参考范围:钾 3.5～5.3 mmol/L;钠 136～145 mmol/L;氯 96～106 mmol/L。

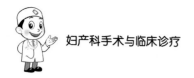

④临床诊断意义及评价:妊娠剧吐患者因严重呕吐、脱水及进食少常导致电解质紊乱,可表现为低钾麻症、低钠血症、低氯血症等电解质平衡失调。

2. 尿液常规检查

①检测方法:尿液一般性状检查;干式化学定性分析;尿液沉渣显微镜检查。

②标本:首次晨尿为佳。也可留取新鲜随机尿液,2 h 内完成检查。

③参考范围:尿量1000 ~ 2000 ml/24h;尿比重1.015 ~ 1.025;尿酮体定性阴性。

④临床诊断意义及评价:由于严重的呕吐,可致机体脱水,导致尿量减少,尿比重下降;同时患者进食减少,引起饥饿状态致脂肪分解代谢增强,但往往伴随氧化不全,容易产生过多中间产物,如丙酮、乙酰乙酸、β－羟丁酸等酮体,致尿中酮体增多出现阳性。

(二)特殊检验项目

血气分析:

检测方法自动化血气分析仪检测法。

标本肝素抗凝动脉全血。

参考范围:pH7.35 ~ 7.45;二氧化碳分压 $PaCO_2$35 ~ 45 mmHg;氧分压 $PaO_2$80 ~ 100 mmHg;氧饱和度 $SatO_2$91.9% ~ 99.0%;肺泡动脉氧分压差 Aa－$DO_2$5 ~ 80 mmHg。

临床诊断意义及评价妊娠剧吐患者由于严重的呕吐及进食减少引起饥饿状态致体内脂肪分解代谢增强,容易产生过多酮体。严重者血中酮体过多积聚,可引起代谢性酸中毒。

方法学评价及问题:

①在血气标本抽取中,用注射器抽血时较易混入气泡,应在抽血后立即排出气泡。空气混入气泡会使血气分析 $PaCO_2$下降,PaO_2升高。

②抽血的注射器中肝素残留过多或抽血量过少,也会使血气分析结果 $PaCO_2$下降,PaO_2升高,以及 pH 值改变。

③标本抽取后应尽快检测,一般在抽血后20分钟内应予测定。因血液离体后在室温下存放,由于血细胞的代谢耗氧,PaO_2可下降,$PaCO_2$升高,pH 值减小,这种改变在白细胞增多的患者标本巾尤为明显。标本如果不能及时送检或仪器故障不能及时分析,样品应放人碎冰块中或置0℃ ~ 4℃冰箱内,以延缓血细胞的代谢速度,样本在冰箱内保存时间不应超过2小时。

五、治疗

轻度恶心呕吐是早孕期常见症状,饮食少量多餐,服用维生素 B6 常可缓解。

妊娠剧吐患者应住院治疗,禁食 2～3 日,根据化验结果,明确失水量及电解质紊乱情况,酌情补充水分和电解质。每日静脉滴注葡萄糖液和林格氏液,加入维生素 B6、维生素 C、氯化钾等。维持每日尿量在 1 000 毫升以上。并给予维生素 B1 肌肉注射。营养不良者可静脉给予脂肪乳和氨基酸等。一般经上述治疗 2～3 日后,病情多可好转。孕妇可在呕吐停止、症状缓解后,试进少量流质饮食,若无不良反应可逐渐增加进食量,同时调整补液量。

多数妊娠剧吐的孕妇经治疗后病情好转,可以继续妊娠。如果常规治疗无效,出现持续黄疸、持续蛋白尿、体温升高,持续在 38℃ 以上、心动过速(≥120 次/分)、伴发 Wernicke 综合征等危及孕妇生命时,需考虑终止妊娠。

第二节 妊娠高血压综合征

妊娠期高血压疾病(Hypertensive Disorders in Pregnancy)是妊娠期特有的疾病,包括妊娠期高血压、子痫前期、子痫、慢性高血压并发子痫前期以及妊娠合并慢性高血压。其中妊娠期高血压、子痫前期和子痫以往统称为妊娠高血压综合征。我国发病率为 9.4%～10.4%,国外报道 7%～12%。本病命名强调生育年龄妇女发生高血压、蛋白尿症状与妊娠之间的因果关系。多数病例在妊娠期出现一过性高血压、蛋白尿症状,分娩后随即消失。该病严重影响母婴健康,是孕产妇及围生儿病率及死亡率的主要原因之一。

一、病因

妊娠期高血压疾病的发病原因至今尚未阐明,但是,在临床工作中确实发现有些因素与妊娠期高血压疾病的发病密切相关,称之为易发因素。其易发因素及主要病因学说如下。

(一)易发因素

依据流行病学调查发现妊娠期高血压疾病可能与以下因素有关。①初产妇。②年轻孕产妇(年龄≤20)或高龄孕产妇(年龄≥35 岁)者。③精神过度紧张或受刺激致使中枢神经系统功能紊乱者。④寒冷季节或气温变化过大,特别是气温升高时。⑤

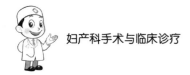

有慢性高血压、慢性肾炎、糖尿病等病史的孕妇。⑥营养不良,如贫血、低蛋白血症者。⑦体型矮胖者,即体重指数[体重(kg)/身高(m²)]>24者。⑧子宫张力过高(如羊水过多、双胎妊娠、糖尿病巨大儿等)者。⑨家族中有高血压史,尤其是孕妇之母有重度妊娠期高血压史者。

(二)病因学说

免疫学说妊娠被认为是成功的自然同种异体移植。从免疫学观点出发,认为妊娠期高血压疾病病因是胎盘某些抗原物质免疫反应的变态反应,与移植免疫的观点很相似。但与免疫的复杂关系有待进一步证实。

子宫－胎盘缺血缺氧学说临床发现妊娠期高血压疾病易发生于初产妇、多胎妊娠、羊水过多者。本学说认为是由于子宫张力增高,影响子宫血液供应,造成子宫－胎盘缺血缺氧所致。此外,全身血液循环不能适应子宫－胎盘需要的情况,如孕妇有严重贫血、慢性高血压、糖尿病等亦伴发本病。

血管内皮功能障碍研究发现妊娠期高血压疾病者,细胞毒性物质与炎性介质如氧自由基、过氧化脂质、血栓素 A2 等含量增高,而前列环素、维生素 E、血管内皮素等减少,诱发血小管凝集并对血管紧张因子敏感血管收缩致使血压升高,病死的导致一系列病理变化。此外,气候寒冷、精神紧张也是本病的主要诱因。

营养缺乏及其他因素据流行病学调查,妊娠期高血压疾病的发生可能与钙缺乏有关。妊娠易引起母体缺钙,导致妊娠期高血压疾病的发生,而孕期补钙可使妊娠期高血压疾病的发生率下降,但其发生机制尚不完全清楚。另外,白蛋白缺乏为主的低蛋白血症、锌、硒等缺乏与子痫前期的发生发展有关。此外,其他因素如胰岛素抵抗、遗传等因素与妊娠期高血压疾病发生的关系亦有所报道。

(三)病理生理

本病的基本病理生理变化是全身小动脉痉挛。由于小动脉痉挛,造成管腔狭窄,周围阻力增大,内皮细胞损伤,通透性增加,体液和蛋白质渗透,表现为血压升高、蛋白尿、水肿和血液浓缩等。全身各组织器官因缺血、缺氧而受到不同程度损害,严重时脑、心、肝、肾及胎盘等的病理生理变化可导致抽搐、昏迷、脑水肿、脑出血、心肾衰竭、肺水肿、肝细胞坏死及被膜下出血,胎盘绒毛退行性变、出血和梗死,胎盘早期剥离以及凝血功能障碍而导致 DIC 等。

二、临床表现及分类

（一）妊娠期高血压疾病有以下分类

1. 妊娠期高血压

妊娠期首次出现 BP≥140/90 mmHg,冰箱于产后 12 周内恢复正常;尿蛋白(－);病人可伴有上腹部不适或血小板减少。产后方可确诊。

2. 子痫前期

轻度:妊娠 20 周后出现 BP≥140/90 mmHg;尿蛋白≥0.3 g/24h 或随机尿蛋白(＋);可伴有上腹部不适、头痛、视力模糊等症状。

重度:BP≥160/110 mmHg;尿蛋白≥2.0 g/24h 或随机尿蛋白≥(＋＋);血清肌酐＞106 μmol/L 血小板＜100×10^9/L;出现微血管溶血(LDH 升高);血清 ALT 或 AST 升高;持续性头痛或其他脑神经或视觉障碍;持续性上腹不适。

3. 子痫

在子痫前期的基础上出现抽搐发作,或伴昏迷,称为子痫。子痫多发生于妊娠晚期或临产前,称产前子痫;少数发生于分娩过程中,称产时子痫;个别发生在产后 24 小时内,称产后子痫。

子痫典型发作过程:先表现为眼球固定,瞳孔散大,头扭向一侧,牙关紧闭,继而口角及面部肌肉颤动,数秒后全身及四肢肌肉强直(背侧强于腹侧),双手握紧,双臂强直,发生剧烈的抽动。抽搐时呼吸暂停,面色青紫。持续一分钟左右,抽搐强度减弱,全身肌肉松弛,随即深长呼吸而恢复呼吸。抽搐期间病人神志丧失。病情转轻时抽搐次数减少,抽搐后很快苏醒,但有时抽搐频繁且持续时间较长,病人可陷入深昏迷状态。抽搐过程中易发生唇舌咬伤、摔伤甚至骨折等多种创伤,昏迷时呕吐可造成窒息或吸入性肺炎。

4. 慢性高血压并发子痫

前期高血压孕妇于妊娠 20 周以前无蛋白尿若孕后 20 周出现尿蛋白≥0.3 g/24h;或妊娠 20 周年后突然出现尿蛋白增加、血压进一步升高,或血小板减少。

5. 妊娠合并慢性高血压

妊娠前或妊娠 20 周年前血压≥140/90 mmHg,但妊娠期无明显加重;或妊娠 20 周年后首次诊断高血压并持续到产后 12 周以后。

三、处理选择

妊娠期高血压疾病的基本处理原则是镇静、解痉、降压、利尿,适时终止妊娠以达

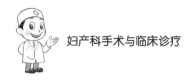

到预防子痫发生,降低孕产妇及围产儿病率、病死率及严重后遗症的目的。

轻症。加强孕期检查,密切观察病情变化,注意休息、调节饮食、采取左侧卧位,以防发展为重症。

子痫前期需住院治疗,积极处理,防止发生子痫及并发症。治疗原则也解痉、降压、镇静,合理扩容及利尿,适时终止妊娠。

常用药物有:

解痉药物:首选硫酸镁。硫酸镁有预防子痫和控制子痫发作的作用,适用于先兆子痫和子痫。

镇静药物:镇静剂兼有镇静和抗惊厥作用,常用地西泮和冬眠合剂,可用于硫酸镁有禁忌或疗效不明显者,分娩期应慎用,以免药物通过胎盘导致对胎儿的神经系统产生抑制作用。

降压药物:不作为常规,仅用于血压过高,特别是舒张压≥110 mmHg 或平均动脉压≥140 mmHg 者,以及原发性高血压妊娠前已用降血压药者。选用的药物以不影响心博出量、渗血流量及子宫胎盘灌注量为宜。常用药物有肼屈嗪、卡托普利等。

扩容药物:一般不主张扩容治疗,仅用于低蛋白血症、贫血的病人。采用扩容治疗应严格掌握其适应症和禁忌症,并应严密观察病人的脉搏、呼吸、血压及尿量,防止肺水肿和心力衰竭的发生。常用的扩容剂有:人血白蛋白、全血、平衡液和低分子右旋糖酐。

利尿药物:一般不主张应用,仅用于全身性水肿、急性心力衰竭、肺水肿、脑水肿、或容量过多且伴有潜在性脑水肿者。用药过程中应严密监测病人的水和电解质平衡情况以及药物的毒副反应。常用药物有呋塞米、甘露醇。

适时终止妊娠:是彻底治疗妊娠期高血压疾病的重要手段。其指征包括:①重度子痫前期孕妇经积极治疗24~48小时无明显好转者;②重度子痫前期孕妇的孕龄＜34周,但胎盘功能减退,胎儿估计已成熟者;③重度子痫前期孕妇的孕龄＞34周,经治疗好转者;④子痫控制后2小时可考虑终止妊娠。终止妊娠的方式,根据具体情况选择剖宫产或阴道分娩。

子痫病人的处理子痫是本疾病最严重的阶段,直接关系到母儿安危,应积极处理。处理原则为:控制抽搐,纠正缺氧或酸中毒,在控制血压、抽搐的基础上终止妊娠。

四、护理评估

(一)健康史

详细询问病人于孕前及妊娠20周前有无高血压、蛋白尿和(或)水肿及抽搐等征象;既往病史中有无原发性高血压、慢性肾炎及糖尿病等;有无家族史。此次妊娠经过,出现异常现象的时间及治疗经过。特别应注意有无头痛、视力改变、上腹不适等症状。

（二）身心状况

典型的病人表现为妊娠 20 周后出现高血压、水肿、蛋白尿。根据病理程度不同,不同临床类型的病人有相应的临床表现。护士除评估病人一般健康状况外,需要重点评估病人的血压、蛋白尿、水肿、自觉症状以及抽搐、昏迷等等情况在评估过程中应注意:

初测血压有升高者,需休息 1 小时后再测,方能正确反应血压情况。同时不要忽略测得血压与其基础血压的比较。而且也可经过翻身实验(Roll Over Test,ROT)进行判断,即在孕妇左侧卧位时测血压直至血压稳定后,嘱其翻身仰卧位 5 分钟再测血压,若仰卧位舒张压较左侧卧位≥20 mmHg,提示有发生子痫前期的倾向,其阳性预测值 33%。

留取 24 小时尿进行尿蛋白检查。凡 24 小时尿蛋白定量≥0.3 g 者为异常。由于尿蛋白的出现及量的多少反映了肾小管痉挛的程度以及肾小管细胞缺氧及其功能损害的程度,护士应给予高度重视。

妊娠后期水肿发生的原因除妊娠期高血压疾病外,还可由于下腔静脉受增大子宫压迫使血液回流受阻、营养不良性低蛋白血症以及贫血等引起,因此水肿的轻重并不一定反映病情的严重程度。但是水肿不明显者,也有可能迅速发展为子痫,应引起重视。此外,还应注意水肿不明显,但体重于一周内增加超过 0.5 kg 的隐性水肿。

孕妇出现头痛、眼花、胸闷、恶心、呕吐等自觉症状时提示病情的进一步发展,即进入子痫前期阶段,护士应高度重视。

抽搐与昏迷是最严重的表现,护士应特别注意发作状态、频率、持续时间、间隔时间,神智情况以及有无唇舌咬伤、摔伤甚至骨折、窒息或吸入性肺炎等。

孕妇的心理状态与病情的轻重、病程的长短、孕妇对疾病的认识、自身的性格特点及社会支持系统的情况有关。孕妇及其家属误认为是高血压或者肾病而没有对妊娠期高血压疾病给予足够的重视;有些孕妇对自身及胎儿预后过分担忧和恐惧而终日心神不宁;也有些孕妇则产生否认、愤怒、自责、悲观、失望等情绪。孕妇及家属均需要不同程度的心理疏导。

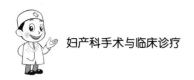

（三）相关检查

1. 尿常规检查

根据蛋白定量确定病情严重程度；根据镜检出现管型判断肾功能受损情况。

2. 血液检查

测定血红蛋白、血细胞比容、血浆粘度、全血粘度，以了解血液浓缩程度；重症病人应测定血小板计数、凝血时间，必要时测定凝血酶原时间、纤维蛋白原和鱼精蛋白副凝试验（3P试验）等，以了解有无凝血功能障碍。

测定血电解质及二氧化碳结合力，以及时了解有无电解质紊乱及酸中毒。

3. 肝、肾功能测定

如进行丙氨酸氨基转移酶、血尿素氮、肌酐及尿酸等测定。

4. 眼底检查

眼底视网膜小动脉变化是反映妊娠期高血压疾病严重程度的一项重要参考指标。眼底检查可见眼底小动脉痉挛，动静脉管径比例可由正常的2：3变为1：2，甚至1：4，或出现视网膜水肿、渗出、出血，甚至视网膜剥离，一时性失明。

5. 其他检查

如心电图、超声心动图、胎盘功能、胎儿成熟度检查等，可视病情而定。

五、护理措施

（一）妊娠期高血压疾病的预防指导

加强孕期教育护士应重视孕期健康教育工作，使孕妇及家属了解妊娠期高血压疾病的知识及其对母儿的危害，从而促使孕妇自觉于妊娠早期开始接受产前检查，并主动坚持定期检查，以便及时发现异常，及时得到治疗和指导。

进行休息及饮食指导孕妇应采取左侧卧位休息以增加胎盘绒毛血供，同时保持心情愉快也有助于妊娠期高血压疾病的预防。护士应指导孕妇合理饮食，减少过量脂肪和盐的摄入，增加蛋白质、维生素以及富含铁、钙、锌的食物，对预防妊娠期高血压疾病有一定作用。可从妊娠20周开始，每天补充钙剂1~2 g，可降低妊娠期高血压疾病的发生。

（二）一般护理

1. 保证休息

轻度妊娠期高血压疾病孕妇可住院也可在家休息，但建议子痫前期病人住院治疗。保证充足的睡眠，每日休息不少于10小时。在休息和睡眠时，以左侧卧位9为宜,左侧卧位可减轻子宫对腹主动脉、下腔静脉的压迫,使回心血流量增加,改善子宫胎盘的血供。左侧卧位 24 小时可使舒张压降低 40 mmHg。

2. 调整饮食

轻度妊娠期高血压疾病孕妇需摄入足够的蛋白质(100 g/d 以上)、蔬菜,补充维生素、铁和钙剂。食盐不必严格限制,因为长期低盐饮食可引起低钠血症,易发生产后血液循环衰竭,而且低盐饮食也会影响食欲,减少蛋白质的摄入,对母儿均不利。但全身水肿的孕妇应限制食盐入量。

3. 密切监护

母儿状态护士应询问孕妇是否出现头痛、视力改变、上腹不适等症状。每日测体重及血压,每日或隔日复查尿蛋白。定期监测血压、胎儿发育状况和胎盘功能。

4. 间断吸氧

可增加血氧含量,改善全身主要脏器和胎盘的氧供。

(三)用药护理

硫酸镁为目前之间子痫前期和子痫的首选解痉药物,护士应明确硫酸镁的用药方法、毒性反应以及注意事项。

1. 用药方法

硫酸镁可采用肌内注射或静脉用药。

肌内注射:25% 硫酸镁溶液 20 ml(5 g),臀部深部肌内注射,每日 1～2 次。通常用药 2 小时后血药浓度达高峰,且体内浓度下降缓慢,作用时间长,但局部刺激性强,注射时应使用长针头行深部肌内注射,也可加利多卡因于硫酸镁溶液中,以缓解疼痛刺激,注射后用无菌棉球或创可贴覆盖针孔,防止注射部位感染,必要时可行局部按揉或热敷,促进肌肉组织对药物的吸收。

静脉给药:25% 硫酸镁溶液 20 ml + 10% 葡萄糖 20 ml,静脉注射,5～10 分钟内推注;或 25% 硫酸镁溶液 20 ml + 5% 葡萄糖 200 ml,静脉注射(1～2 g/h),1 日 4 次。静脉用药后可使血中浓度下降较快,但可避免肌内注射引起的不适。基于不同用药途径的特点,临床多采用两种方式互补长短,以维持体内有效浓度。

2. 毒性反应

硫酸镁的治疗浓度和中毒浓度相近,因此在进行硫酸镁治疗时应严密观察其毒性作用,并认真控制硫酸镁的入量。通常主张硫酸镁的滴注速度以 1 g/h 为宜,不超过 2 g/h。每天用量 15～20 g。硫酸镁过量会使呼吸及心肌收缩功能受到抑制甚至危及生命。中毒现象首先表现为膝反射减弱或消失,随着血镁浓度的增加可出现全身肌张力

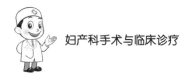

减退及呼吸抑制,严重者心跳可突然停止。

3.注意事项

护士在用药前及用药过程中应监测孕妇血压,同时还应检测以下指标:①膝腱反射必须存在;②呼吸不少于16次/分;③尿量每24小时不少于600 ml,或每小时不少于25 ml。尿少提示排泄功能受抑制,镁离子易积蓄而发生中毒。由于钙离子可与镁离子争夺神经细胞上的同一受体,阻止镁离子的继续结合,因此应随机备好10%的葡糖糖酸钙注射液,以便出现毒性作用时及时予以解毒。10%的葡糖糖酸钙10 ml在静脉推注时宜在3分钟以上推完,必要时可每小时重复1次,直至呼吸、排尿和神经抑制恢复正常,但24小时内不超过8次。

(四)子痫病人的护理

协助医生控制抽搐。病人一旦发生抽搐,应尽快控制。硫酸镁为首选药物,必要时可加用强有力的镇静药物。

专人护理,防止受伤。子痫发生后,首先应保持呼吸道通畅,并立即给氧,用开口器过于上、下磨牙间放置一缠好纱布的压舌板,用舌钳固定舌以防咬伤唇舌或致舌后坠的发生。病人取头低侧卧位,以防黏液吸入呼吸道或舌头阻塞呼吸道,也可避免发生低血压综合征。必要时,用吸引器吸出喉部黏液或呕吐物,以免窒息。在病人昏迷或未完全清醒时,禁止给予饮食和口服药,以防误入呼吸道而致吸入性肺炎。

减少刺激,以免诱发抽搐。病人应安置于单人暗室,保持绝对安静,以避免声、光刺激;一切治疗活动和护理操作尽量轻柔且相对集中,避免干扰病人。

严密监护。密切关注血压、脉搏、呼吸、体温及尿量、记出入量。及时进行必要的血、尿化验和特殊检查,及早发现脑出血、肺水肿、急性肾衰竭等并发症。

为终止妊娠做好准备。子痫发作后多自然临产,应严密观察及时发现产兆,并做好母子抢救准备。如经治疗病情得以控制仍未临产者,应在孕妇清醒后24～48小时内引产,或子痫病人经药物控制后6～12小时,考虑终止妊娠。护士应做好终止妊娠的准备。

(五)妊娠期高血压孕妇的产时及产后护理

妊娠期高血压孕妇的分娩方式应根据母儿的情形而定。

若决定经阴道分娩,需加强各产程护理。在第一产程中,应密切监测病人的血压、脉搏、尿量、胎心及子宫收缩情况以及有无自觉症状;血压升高时应及时与医师联系。在第二产程中,应尽量缩短产程,避免产妇用力,初产妇可行会阴侧切并用产钳或胎吸助产。在第三产程中,必须预防产后出血,在胎儿娩出前肩后立即静推宫缩素,禁用麦角新碱,及时娩出胎盘并按摩宫底,观察血压变化,重视病人的主诉。

开放静脉,测量血压。病情较重者于分娩开始即开放静脉。胎儿娩出后测血压,病情稳定后方可送回病房。在产褥期仍需继续监测血压,产后 48 小时内应至少每 4 小时观察 1 次血压。

继续硫酸镁治疗,加强用药护理。重症病人产后应继续硫酸镁治疗 1~2 天,产后 24 小时至 5 天内仍有发生子痫的可能,故不可放松治疗及护理措施。此外,产前未发生抽搐的病人产后 48 小时亦有发生的可能,故产后 48 小时内仍应继续硫酸镁的治疗和护理。使用大量的硫酸镁的孕妇,产后易发生子宫收缩乏力,恶露较常人多,因此应严密观察子宫复旧情况,严防产后出血。

第三节　妊娠合并心脏病

一、概述

妊娠合并心脏病是孕产妇死亡的主要原因之一,发病率为 1%~4%,随着风心病的减少,先天性心脏病成为目前最常见的妊娠期心脏病,这是由于随着诊疗技术的不断提高,风湿热得到及时治疗,而许多先天性心脏病的患者能够存活到成年,这些患者将面临妊娠期的严重考验。由于妊娠期生理变化,血容量增加及变化增加了心脏负担,尤其是妊娠 32~34 周、分娩期及产后 3 天内(尤其 24 小时内)是心脏负担最重的三个阶段,易于发生心力衰竭。产科大夫应与内科医生密切合作,对这些妇女进行孕前评估、孕期监护和分娩期处理,以决定最佳处理方案。

二、诊断要点

(一)病史

了解既往心脏病史,疾病种类,用过何种治疗。

有无心衰史,发作诱因。

了解孕期劳累后有无心悸、气急、发绀,能否平卧,有无夜间阵发性呼吸困难,能否胜任家务劳动或工作等。

(二)体格检查

应做全身系统检查,尤其要注意以下方面。

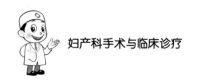

视诊:有无发绀、呼吸困难、颈静脉怒张、水肿、杵状指等。

心肺检查:有无心脏扩大、病理性杂音(部位、性质、程度)、心率、心律、肺部有无啰音。

腹部检查:有无腹水、肝脾肿大。

下肢:有无水肿。

(三)心衰的临床诊断

1. 早期表现

轻微活动即有胸闷、气急和心悸,夜间不能平卧或需坐起或到窗前呼吸新鲜空气才能缓解。

查体:休息时心率 110 次/分以上,呼吸大于 20 次/分,肺底有持续性少量湿啰音,深呼吸后仍不能消失。

2. 心衰表现

端坐呼吸或需两腿下垂于床边,气急、发绀、咳嗽、咯血或咳粉红色泡沫痰。

查体:颈静脉怒张,肝肿大,肝颈静脉回流征阳性,肺底持续性湿啰音,下肢水肿或腹水等。

(四)辅助检查

心电图。

超声心动图。

胸片:怀疑有肺部感染时。

心肌酶谱,心房脑钠肽。

三、心功能分级

根据负担日常劳动情况分为 4 级:

Ⅰ级:一般体力活动不受限制。

Ⅱ级:稍受限制,二般活动稍感气急,休息时无不适。

Ⅲ级:一般活动明显受限,稍事活动就感疲劳、心悸、气急或早期心衰现象,或过去有心力衰竭史但目前没有心衰。

Ⅳ级:轻微活动即感不适,休息时仍有心悸、气急,有明显心力衰竭现象。

四、分类

(一)先天性心脏病

1. 左向右分流型先天性心脏病

房间隔缺损(ASD,简称房缺)。

室间隔缺损(VSD,简称室缺)。

动脉导管未闭(PDS)。

2. 右向左分流性先天性心脏病(不宜妊娠)

法洛四联症(简称法四)。

艾森曼格综合征。

无分流型先天性心脏病肺动脉狭窄、主动脉狭窄、马方(Marfan)综合征等。

(二)风湿性心脏病

二尖瓣狭窄相对多见,占$2/3 \sim 3/4$。

二尖瓣关闭不全多合并二尖瓣狭窄。

主动脉瓣病变少见。

(三)高血压性心脏病

既往无心脏病史,在妊娠高血压基础上突然发生的以左心衰为主的全心衰竭。

(四)围生期心肌病

既往无心脏病史,在28周至产后6个月内发生的扩张型心肌病。

(五)贫血性心脏病

五、治疗原则

(一)孕前评估

对有心脏病的患者,应请心脏科医生进行评估,包括:确定心脏病的种类、病情程度、心功能分级、是否需要手术等,并判断是否可以妊娠。

1. 可以妊娠

心脏病变轻,心功能Ⅰ～Ⅱ级,既往无心衰史,无其他并发症者。如:左向右分流型先天性心脏病,缺损面积小(房间隔缺损面积$\leqslant 1cm^2$·室间隔缺损面积$\leqslant 1cm^2/m^2$体表面积),分流量小,无心衰等表现,无肺动脉高压者;风心病病变程度轻,无心衰史,

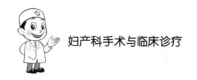

肺动脉压正常者,多可耐受妊娠及分娩。缺损面积大者(如:ASD 缺损 >2cm)最好心脏修补手术后再妊娠。

2. 不宜妊娠

心脏病变重、心功能Ⅲ～Ⅳ级、既往有心衰病史、有症状的心律失常和心肌梗死、短暂脑缺血发作、肺水肿、中重度肺动脉高压、左室收缩功能减低(射血分数 40%)等,不宜妊娠。若已妊娠,应在早孕期终止妊娠。如:右向左分流性心脏病;风心病二尖瓣面积 $<2cm^2$,主动脉瓣面积 $<1.5cm^2$;活动性风湿热、联合瓣膜病、并发细菌性心内膜炎、急性心肌炎等。年龄超过 35 岁者、心脏病病程较长者妊娠期发生心衰的风险较大。

(二)孕期处理

终止妊娠对不宜妊娠的心脏病孕妇,应在早孕期行人工流产。如超过 12 周,由于终止妊娠的风险不亚于继续妊娠和分娩,应积极治疗心衰,使患者度过妊娠和分娩。对顽固的心衰患者,应与心内科配合在严格监护下剖宫取胎。

定期产检,及时发现早期心衰征象。20 周后,尤其是 32～34 周,血容量明显增加,发生心衰的风险增加。如能安全度过这一危险期,则后期发生心衰的风险降低。妊娠 20 周前每 2 周产检 1 次;妊娠 20 周后尤其 32 周后每周产检 1 次。

心衰的预防:避免劳累及情绪激动,充分休息,每日睡眠最少 10 小时。饮食:高蛋白、高维生素、低盐、低脂饮食,适当控制体重(孕期增重不超过 10 kg)。治疗心衰诱因:防治感染(尤其上呼吸道)、贫血、心律失常、高血压、便秘等。

发现早期心衰表现(心功能Ⅲ～Ⅳ)),应住院治疗。

急性心衰的处理同非孕期,应与心内科医生共同治疗患者。

半卧位,绝对卧床休息。

吸氧。

镇静:如吗啡 8～10 mg,im 或哌替啶 50～100 mg,im。

利尿:速尿 20～40 mg,im 或静脉注射。

强心:低排高阻性心衰可采用西地兰 0.2～0.4 mg + 25% GS 静脉点滴,1～2 小时后可再给一次,总量不超过 1 mg,因孕期易发生洋地黄中毒。此后可改为口服药维持。

并发症处理:高血压者给予降压治疗;有血栓形成者加用抗凝剂,但应注意如需手术则应延缓。

终止妊娠:急性重度心衰者,待心衰纠正后积极剖宫产终止妊娠,如心衰控制无效,也可一边积极纠正心衰一边手术,但风险明显增加。

（三）分娩期处理

孕期经过顺利者,应在36~38周提前住院待产,分娩前评估心脏功能及对分娩的耐受性,纠正贫血和电解质紊乱,与心内科医生共同商定分娩方式。分娩方式的选择:

1. 阴道分娩

心功能Ⅰ~Ⅱ级,胎儿不大,胎位正常,宫颈条件好,骨盆正常,可严密监护下阴道分娩,但适当放宽剖宫产指征。

吸氧、半卧位、监测生命体征。

休息,适量使用镇静剂和镇痛剂,最好是有满意的麻醉。

产程开始后抗生素预防感染。

第二产程避免屏气增加腹压,尽可能缩短第二产程,行侧切并放宽产钳或吸引器助产的指征。

胎儿娩出后,孕妇腹部压沙袋6~8小时,以防腹压骤降诱发心衰。

第三产程后皮下注射吗啡10 mg,或肌注哌替啶50~100 mg,以利产妇休息。

预防产后出血:以按摩子宫为主,必要时可注射缩宫素。需要补液输血对,注意补液速度不宜过快。

2. 剖宫产

剖宫产可减少产妇因为长时间宫缩引起的血流动力学改变,减轻心脏负担。适用于有产科因素或不符合上述阴道分娩条件的产妇,如心功能Ⅲ~Ⅳ级、严重的肺动脉高压、突发血流动力学恶化、严重的主动脉狭窄、扩张型心肌病、严重心律失常、心脏病栓子脱落栓塞史等。

心衰患者术中应有内科医生参与监护。

尽量缩短手术时间,由熟练有经验的手术医生实施。

麻醉:可采用连续硬膜外麻醉或全麻。

术中预防性抗生素。

术中密切监测生命体征和出入量,必要时采取有创的血流动力学加强监测。注意保持血流动力学稳定,输液量控制在500~1 000 ml,防止输液过快过多诱发心衰;胎儿娩出后腹部压沙袋。不宜妊娠者可同时行输卵管结扎术。

防治产后出血:按摩为主,亦可采用缩宫素子宫肌内注射或静脉点滴,必要时可采用小剂量前列腺素(欣姆沛)子宫肌内注射。出血多者适当输液输血,但应注意输液速度。禁用麦角新碱。

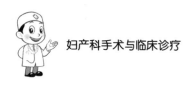

病情严重者术后应转 ICU 监护。

（四）产褥期处理

卧床休息，注意活动肢体及翻身，建议穿弹力袜，以防止血栓形成。

密切监护生命体征和出入量，注意心衰表现及亚急性心内膜炎及栓塞的早期表现。

保持大便通畅。

广谱抗生素预防感染心功能Ⅰ～Ⅱ级者体温正常白细胞正常，用至产后 5 日停药，心功能Ⅲ～Ⅳ级者用满 7 日。

心功能Ⅲ～Ⅳ级者不宜哺乳，应退奶。

心功能Ⅰ～Ⅱ级者 7～10 天出院，Ⅲ～Ⅳ级者如一切正常 2 周出院，必要时转内科治疗。

第四节　妊娠期糖尿病

一、概述

妊娠期间的糖尿病包括两种情况，孕前已有糖尿病的患者，称为糖尿病合并妊娠（PGDM）；妊娠后首次发现和发病的糖尿病，称为妊娠期糖尿病（GDM），占 80% 以上，大多数 GDM 患者产后糖代谢恢复正常，但 20%～50% 将会发展成糖尿病。糖尿病可导致胎儿畸形、流产、早产、胎死宫内、妊娠期高血压、感染、巨大儿、羊水过多、难产、剖宫产、新生儿 RDS、低血糖、低钙低镁血症、高胆红素血症等。对母儿均有不良影响。

二、诊断要点

（一）糖尿病合并妊娠（显性糖尿病）

妊娠前已确诊为糖尿病的患者。

妊娠前未进行糖尿病检查，尤其是存在糖尿病高危因素者，首次产检时空腹血糖或随机血糖达到以下标准，则应诊断为孕前（显性）糖尿病，方法与非孕期糖尿病相同。

妊娠期空腹血糖（FBG）≥7 mmol/L（126 mg/dl），或 HbAIC≥6.5%。或 75 gOG-TT2 小时血糖≥11.1 mol/L（200 mg/dl），无症状者需重复检查确认。

伴有典型的高血糖症状或高血糖危象,同时随机血糖≥11.1 mol/L(200 mg/dl)者。

糖尿病高危因素包括:肥胖/超重、一级亲属有 2 型糖尿病、巨大胎儿分娩史、CDM史、多囊卵巢综合征、妊娠早期空腹尿糖反复阳性、无明显原因的多次自然流产史、不明原因胎儿畸形史、死胎史,足月新生儿 RDS 史等。

（二）妊娠期糖尿病（GDM）

于妊娠 24 ~ 28 周或 28 周后首次就诊的未诊断为糖尿病的孕妇行 GDM 筛查,直接行 75 gOGTT 试验。方法为:试验前连续三天正常体力活动、正常饮食,保证每天碳水化合物不少于 150 g。检测前晚,晚餐后 10 点钟开始禁食(禁食时间至少 8 小时),次晨先抽血测空腹血糖,将 75 克葡萄糖(83 克葡萄糖粉)溶于约 300 毫升温水中,5 分钟内服完,从饮糖水第一口计算时间,于服糖后 1 小时、2 小时分别抽血测血糖。检查期间静坐、禁烟、空腹、1 小时、2 小时三次血糖不超过 5.1、10.0、8.5(mmol/L),任一点大于或等于标准即可诊断 GDM。

孕妇有 GDM 高危因素或医疗资源缺乏,建议妊娠 24 ~ 28 周首先检查 FPG。FPG≥5.1 mmol/L,可以直接诊断 GDM,不必行 OGTT;FPG < 4.4 mmol/L,发生 GDM可能性极小,可不必行 OGTT;FPG≥4.4 mmol/L 且 <5.1 mmol/L,应尽早行 OGTT。

孕妇有 GDM 高危因素,首次 OGTT 正常,必要时可孕晚期重复 OGTT。

妊娠早、中期随孕周增加 FPG 水平下降,尤其孕早期下降明显。因而,妊娠早期FPG 水平不能作为 GDM 诊断依据。

未定期检查者,如首次就诊时间在妊娠 28 周后,建议首次就诊时或就诊后尽早行OGTT 或 FPG 检查。

三、分类

糖尿病的病因学分类

Ⅰ型糖尿病 β 细胞破坏,胰岛素绝对缺乏。

Ⅱ型糖尿病胰岛素抵抗,或合并有胰岛素缺乏。

妊娠糖尿病（GDM）。

其他类型。

妊娠期可将糖尿病分为:显性糖尿病和妊娠糖尿病。

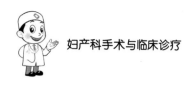

四、治疗原则

（一）糖尿病合并妊娠的孕前评估

1. 评价是否伴有糖尿病微血管病变

包括：视网膜、肾病、神经病变和心血管疾病。

（1）眼底检查

病变严重者可行预防性眼底光凝治疗，可减少孕期眼底病变发展的风险。妊娠期应密切随访眼底变化

（2）糖尿病肾病

严重肾功能不全（SCr > 265 umol/L 或 CCr < 50 ml/min/1.73m²）者，妊娠可能造成肾功能永久性损害，不建议妊娠。

（3）心血管疾病

测定血压、心电图等以评估心血管功能，心功能应能达到耐受运动试验的水平。血压控制不佳者不宜妊娠，建议妊娠前血压控制目标为收缩压 110～129 mmHg，舒张压 65～79 mmHg。

2. 孕前准备

（1）药物治疗

应停用妊娠期禁用的药物，如 ACEI（孕早期应用不增加胎儿先天性心脏病的风险）、ARB、降血脂药，改用拉贝洛尔或钙通道拮抗剂；孕前补充叶酸；糖尿病使用口服降糖药者，改为胰岛素治疗，部分胰岛素抵抗明显需使用二甲双胍或格列本脲者，需权衡利弊，决定是否停用。

（2）孕前血糖控制

尽量将血糖控制在理想范围，即 HbAIC < 6.5%（用胰岛素者 < 7%），> 8% 者不建议怀孕，否则胎儿畸形的风险高。

（二）孕期治疗原则

维持血糖在正常范围，减少母儿并发症，降低围产儿死亡率。

1. 孕期血糖监测

（1）血糖控制及监测

与营养科和内分泌科共同管理病人，指导饮食及运动治疗，必要时胰岛素治疗。理想 DM 血糖控制标准为：空腹，餐前血糖 < 5.3 mmol/L（95 mg/dl），餐后 2 小时血糖 < 6.7 mmol/L，夜间血糖不低于 3.3 mmol/L（60 mg/dl），HbAIC < 5.5%。1 型糖尿

病者要防止低血糖的发生,尤其是早孕反应明显时。PGDM 血糖控制目标:餐前、空腹、夜间血糖3.3~5.6mmol/L,餐后血糖峰值5.6~7.1 mmol/L,HbAIC <6.0%。

(2)HbAIC

反映2~3个月的平均血糖水平,用于 GDM 的初次评估,胰岛素疗期间推荐每1~2 个月检查一次。

2.孕妇并发症监测

定期产检,注意血压和尿蛋白。

监测酮症酸中毒:表现为不明原因恶心、呕吐、乏力、头痛甚至昏迷,需检查血糖、尿酮体,必要时血气分析,以明确诊断。

感染的监测:以泌尿系感染、阴道念珠菌感染最多见。

甲状腺功能检测。

糖尿病微血管病者:早中晚孕期三个阶段进行肾功能、眼底、血脂检查。

3.胎儿监护

行系统超声检查,显性糖尿病建议行胎儿心脏超声,除外胎儿畸形。

定期监测胎儿生长发育及羊水量,建议4~6周进行一次超声检查。

血糖控制不佳,或需要胰岛素治疗者,自32周始监测胎动,定期 NST,必要时超声多普勒测定脐动脉血流 S/D。

4.入院治疗

指征门诊血糖控制不满意或有其他并发症时,需住院治疗,进行全面评估,包括:

血糖轮廓试验,请内分泌会诊,调节胰岛素用量。

血尿常规、血生化检查,尿酮体检测,除外酮症。

眼底、肾功能和心电图检查。

评估胎儿状况:超声、NST。

需提前终止妊娠时,可行羊膜腔穿刺确定胎肺成熟度〔泡沫试验,L/S(卵磷脂/鞘磷脂)比值≥3 为胎肺成熟标准等〕。胎肺不成熟者计划终止妊娠前48小时促胎肺成熟。可行羊水穿刺时注入地塞米松10 mg。

(三)产时处理

1.分娩时机

不需要胰岛素治疗,血糖控制良好且无其他并发症者,39周住院,期待至预产期引产;PGDM 及需要胰岛素治疗的 DM,血糖控制良好无其他并发症,38周入院,39周引产;血糖控制不满意或出现母儿并发症,应及时收入院,根据病情选择终止妊娠时

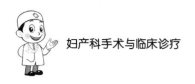

机;糖尿病伴有微血管病变或既往有不良产史者,严密监护,终止妊娠时机个体化。

2.分娩方式

根据病情及是否有头盆不称等选择分娩方式。

(1)阴道分娩

减少产妇体力消耗,缩短产程,注意出入量,检测血糖,采用胰岛素者停皮下注射胰岛素,改静脉应用胰岛素,根据血糖值调整胰岛素用量,维持血糖在 5.6 ~ 6.7 mmol/l;监测胎心;警惕巨大儿和难产;防治感染和产后出血。

(2)剖宫产

糖尿病合并微血管病变、巨大儿、胎盘功能不良或其他产科指征者,需剖宫产。

(3)产时或围手术期胰岛素应用方法

引产前 1 天正常使用中效胰岛素,停用长效胰岛素,引产当日停用餐前胰岛素,每 1 ~ 2 小时监测血糖,静脉选择林格氏液或糖或糖 + 胰岛素,维持血糖水平 3.9 ~ 5.6 mmol/l。

(四)产后处理

CDM 患者产后一般无需使用胰岛素,显性糖尿病使用胰岛素者产后皮下胰岛素用量减半或减至 1/3,并结合血糖水平调整胰岛素。产后输液一般可按每 4 葡萄糖加 11U 胰岛素的比例,并根据血糖值调整胰岛素浓度。

提倡母乳喂养。

GDM 产妇产后 6 ~ 12 周随访,行 75 gOCTT 检测,测空腹及 2 小时血糖。确定有无发展为显性糖尿病,正常值(WHO 标准):FBG < 6.1 mmol/L,2 小时血糖 < 7.8 mmo/L;FBG≥7 mmol/L 或 2 小时血糖≥11.1 mmol/L 为糖尿病;介于之间为空腹血糖受损(IFG)和糖耐量受损(IGT)。异常者内分泌就诊,正常者建议每三年进行一次随访。

(五)新生儿处理

出生后即刻查血糖,防止低血糖。

无论体重大小均按早产儿处理,注意保温、提早喂糖水、早开奶。

注意检查有无低血糖、低血钙、红细胞增多、黄疸、畸形、RDS 等。

(六)胰岛素应用原则

应用胰岛素指征:孕妇经饮食治疗 3 ~ 5 天,血糖控制不满意或出现饥饿酮症或孕妇体重持续不增。

注意事项:①胰岛素应用应从小剂量开始,0.3~0.8 U/(kg/天),分配原则早餐前最多,中餐前最少,晚餐前居中。每次调整后2~3天观察疗效,每次增减2~4 U或不超过每天用量20%。②夜间胰岛素作用不足、黎明现象和 Somogyi 现象,前2种情况必须增加中效胰岛素夜间应用,后者必须减少中效胰岛素用量。③妊娠中晚期对胰岛素用量有不同程度增加,妊娠32~36周达高峰,36周后稍下降,应个体化不断调整。

第五节　妊娠合并病毒性肝炎

一、概述

急性病毒性肝炎包括甲肝、乙肝、丙肝、丁肝、戊肝等,其中以乙肝最多。我国是乙肝高发区,妊娠合并病毒性肝炎的发病率为0.8%~17.8%。由于妊娠合并病毒性肝炎有重症化倾向,并容易发生凝血异常导致产后出血,是我国孕产妇死亡的主要原因之一。病毒性肝炎增加流产、早产、死胎和死产的风险,同时可导致肝炎病毒的母胎传播。

二、诊断要点

(一)病史

有肝炎接触史,或输血、注射血制品史。甲肝潜伏期30天,乙肝潜伏期90天,丙肝潜伏期50天,戊肝潜伏期40天。

(二)临床表现

消化系统症状不能用早孕反应或其他原因解释,包括乏力、发热、恶心、呕吐、厌食、腹胀、肝区痛等。

黄疸皮肤巩膜黄染,尿色加深如茶色。

肝脏增大早中孕期可触及肝大伴触痛,肝区叩击痛(+),晚期时因宫体升高肝脏不易扪清。

急性重症肝炎时起病突然、发热、皮肤黏膜下出血、呕血、精神迟钝、昏迷、肝脏迅速缩小,腹水。

(三)实验室检查

肝功能异常活动性肝炎时血清转氨酶升高,特别是 ALT 明显增加(正常10倍以

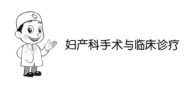

上)持续时间长,血清胆红素增加 >17 μmol/L(1 mg/dl)时,对肝炎诊断有价值。

肝炎病毒抗原及抗体检测。

病毒 DNA 和 RNA 的检测。

血功能检查血小板计数、出凝血时间(CT)、凝血酶原时间及活动度(PT + A)、纤维蛋白原。凝血时间延长有助于肝炎的诊断。PTA <40% 是诊断重型肝炎的重要指标之一,PTA <20% 提示预后不良。

其他还应检查肾功能,血糖等指标。

(四)辅助诊断

肝脏超声有助于肝炎与妊娠脂肪肝的鉴别。

肝脏穿刺活检有助于诊断与鉴别诊断,但有凝血功能异常时风险大。

(五)妊娠合并重症肝炎诊断要点

乙肝、戊肝、乙肝 + 丙肝、乙肝 + 丁肝重叠感染为重症肝炎的重要原因。以下症状有助于诊断重症肝炎。

消化道症状严重。

黄疸迅速加深,血清总胆红素 >171 μmol/l(10 mg/dl)。

出现肝臭气味,肝脏进行性缩小,肝功能明显异常,胆酶分离,白/球蛋白倒置。

凝血功能障碍,全身出血倾向,PTA <40%。

迅速出现肝性脑病,烦躁不安、嗜睡、昏迷。

肝肾综合征,出现急性肾衰。

(六)鉴别诊断

妊娠期肝内胆汁淤积症。

妊娠期急性脂肪肝。

HELLP 综合征。

妊娠剧吐导致的肝损害。

药物性肝损害。

三、治疗原则

确诊为病毒性肝炎者,应填报传染病报告卡,并转传染病医院进行治疗。

(一)妊娠前咨询

妊娠前常规检测 HBV 标志物,及时注射乙肝疫苗。感染 HBV 者孕前行肝功能、血清 HBVDNA 及肝脏超声检查。最佳受孕时机为肝功能正常、血清 HBVDNA 低水平、肝脏超声无异常改变。孕前如有抗病毒指征,首选干扰素,停药半年后可妊娠。

（二）孕期治疗

1. 一般支持治疗

休息,加强营养,补充高维生素、高蛋白、足量碳水化合物、低脂饮食。

保肝治疗,并避免肝损害药物。

有黄疸者或重症肝炎者需住院治疗。

2. 重症肝炎治疗

休息,饮食同前。

保肝退黄,纠正凝血功能异常:如输新鲜血、新鲜冰冻血浆、清蛋白、门冬氨酸钾镁、胰高糖素 + 胰岛素 + 葡萄糖联合用药、中药等。

预防及治疗肝昏迷保持大便通畅,降低蛋白质摄入增加碳水化合物,降血氨治疗,防治脑水肿。

预防感染采用对肝脏影响小的广谱抗生素。

DIC 治疗早期可采用小剂量肝素（25～50 mg 静脉点滴）,并补充凝血因子。

肾衰按照急性肾衰处理。

3. 产科处理

妊娠早期急性肝炎轻症者可积极治疗后继续妊娠,慢性活动性肝炎妊娠对母儿威胁大,应适当治疗后终止妊娠。

妊娠中晚期尽量避免终止妊娠,避免手术、药物对肝脏的影响,加强母儿监护,避免妊娠过期。重症肝炎者积极控制 24 小时后迅速终止妊娠（凝血功能、白蛋白、胆红素、转氨酶等重要指标改善并稳定 24 小时后）,分娩方式以剖宫产为宜,必要时同时行子宫次全切除术。

分娩期普通型肝炎无产科指征者可经阴道分娩,重症肝炎者宜剖宫产。

接生过程应在隔离产房,严格执行消毒隔离制度,器械用 0.5% 过氧乙酸浸泡 30 分钟后再按常规处理,接生人员注意保护,避免刺破。

第一产程:止血药,如维生素 K120 mgim 或静注,备血。

第二产程:缩短第二产程,必要时助产,胎肩娩出后及时使用缩宫素。

第三产程:防治产后出血,注意补充凝血因子（如新鲜冰冻血浆）。

剖宫产:手术尽可能减少出血,缩短手术时间,避免使用肝损药物。下腹正中切口,关腹前无醇型安尔碘侵泡盆腹腔后生理盐水冲洗放置腹腔引流管。术毕无醇型安

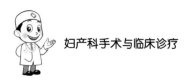

尔碘冲洗阴道。

4.产褥期

产后:隔离,并观察产后出血,抗生素预防感染,选择肝损小的药物。

哺乳:肝炎传染期者不宜哺乳,回奶应避免用雌激素,单纯乙肝病毒携带("大三阳""小三阳")可哺乳,但新生儿需接受免疫。

第五章　妇产科手术护理

第一节　产前护理

一、入院时

热情接待,阅读门诊病历,根据病情安排床位,通知经管医生。

查看准生证。详细了解此次妊娠过程,根据入院护理病历内容逐项评估,客观记录。

介绍住院须知和环境,说明呼叫器的使用方法,并进行安全教育。

根据医嘱及时安排孕妇饮食,并关心进食情况。

了解孕妇的心理状况及社会支持系统,做好护患沟通。

做好产科相关知识教育,嘱左侧卧位,指导自数胎动的方法,如出现宫缩、阴道流血流液及胎动异常或其他异常情况及时通知医护人员,发放相关的书面资料。

二、待产时

常规听胎心 6 次/日,医嘱"注意胎心"者 9 次/日,有特殊情况遵医嘱听胎心,发现异常立即嘱孕妇左侧卧位、吸氧、报告医生,必要时动态监测胎心变化。

测体温、脉搏、呼吸 1 次/d,体温异常者按《病历书写规范》测特别体温。

每班观察胎动情况,发现异常及时听胎心并报告医生。

测体重 1 次/W。

动态观察临产先兆,注意宫缩、破膜及阴道流血等情况,有异常及时处理并做好记录。

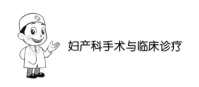

第二节 产时护理

一、第一产程护理

自子宫有规律的宫缩开始,宫口逐渐扩张直至宫口开全称为第一产程。第一产程初产妇一般需 11~12 小时,经产妇约需 6~8 小时。

产妇入待产室后,由值班护士接诊产妇,认真阅读产前病历,了解产妇基本情况,并规范填写护理病历。

观察正规宫缩开始时间、宫缩间歇和持续时间、强度及规律性。注意子宫形状、有无压痛,及时发现子宫先兆破裂的先驱症状。

潜伏期 1~2 小时听胎心 1 次,活跃期 15~30 分钟听 1 次。胎心有异常变化要严密观察并及时报告医生。

临产后,应适时在宫缩时行阴道检查,次数不宜过多,一般临产初期隔 4 小时查一次。经产妇或宫缩频者间隔时间应缩短。阴道检查可了解宫颈条件,宫口扩张程度及胎先露下降,是否破膜等情况。宫口开至 3cm 或以上,及时描绘产程图,发现产程进展异常及时通知医生。

破膜后立即听胎心音,并记录破膜时间、羊水性状及宫缩情况,阴道检查了解产程进展及脐带有无脱垂,先露未固定者给予臀高位。

4~6 小时测血压一次,发现血压异常及时报告医生,并遵医嘱处理。

观察孕妇一般情况,如注意孕妇睡眠、休息、饮食及情绪变化,鼓励进食、饮水,若宫缩不强且未破膜,鼓励产妇于宫缩间歇期在室内活动;注意膀胱有无充盈,督促产妇及时排尿,必要时予导尿。

评估产妇对疼痛的感受,帮助其采取有效措施来减轻疼痛,如指导深呼吸、按摩等。

适时评估产妇心理状况,安慰产妇,向产妇讲解分娩是正常的生理过程,增加产妇对自然分娩的信心。

初产妇宫口开 7~8cm,经产妇开 3cm,送产床观察,并交班。

二、第二产程护理

自宫口开全至胎儿娩出称为第二产程。初产妇一般需 1~2 小时。经产妇需数分钟至 1 小时不等。

协助产妇置合适体位于产床,并注意保暖。

密切监测胎心,通常 5～10 分钟听 1 次,必要时胎心监护;注意观察宫缩节律、强度、腹部形状、有无子宫压痛等,发现异常及时报告医生。

及时向产妇提供产程进展信息,给予安慰、支持和鼓励,缓解其紧张和恐惧,同时协助饮水、擦汗等生活护理。

指导产妇正确使用腹压,若初产妇 1 小时产程未进展、经产妇 30 分钟未分娩者,及时通知医生。

做好接生准备:再次评估产妇及胎儿情况,常规外阴消毒、铺巾,准备接生物品。

正确掌握分娩机转,按接生操作规程助产,必要时作会阴切开。

做好新生儿复苏准备。

三、第三产程护理

自胎儿娩出至胎盘娩出为第三产程。一般需 5～15 分钟,不超过 30 分钟。

胎儿前肩娩出后遵医嘱给予宫缩剂(心脏病病人慎用),并测血压 1 次。

如无出血等剥离征象,不要过早压迫子宫底和牵拉脐带,以免胎盘剥离不全或残留。

若胎盘未完全剥离而阴道出血多时,须在严密消毒下行胎盘人工剥离术;若胎儿娩出超过 30 分钟无胎盘剥离征象,应根据原因及时处理。

胎盘娩出后检查胎盘胎膜是否完整,如有缺损或残留及时报告医生,按医嘱处理。

常规检查宫颈、阴道、会阴有无裂伤,有裂伤者应予修补,会阴切开者按常规缝合。

四、产后二小时护理

产妇分娩后留产房观察 2 小时。分别于产后 30 min、1 h、2 h 测血压及脉搏、观察子宫收缩情况、宫底高度、阴道流血量及性状,并记录;嘱产妇及时排空膀胱,注意产妇有无便意感。

关注产妇的需求,做好生活护理,注意保暖。

更换衣裤,护送母婴回母婴室。

五、新生儿护理

出生后立即清理呼吸道,擦净全身羊水、血迹,同时作 Apgar 评分,予辐射床保暖。

常规结扎脐带,让产妇看清性别。

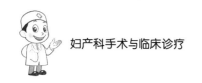
仔细体格检查,测体重、身长,有异常及时通知医生;将填好母亲姓名及新生儿性别的手圈系在新生儿右手腕上,印母亲左手食指印、新生儿右脚印于新生儿病历上。

帮助新生儿在产后半小时内进行早吸吮 30 min 以上。

第三节　产后护理

一、产后一般护理

(一)入室时

护理人员热情接待产妇,详细交接分娩情况及特殊医嘱(床旁交接产妇和新生儿)。

仔细阅读病历,了解分娩经过。

评估产妇一般情况、宫底高度及质地、恶露、会阴伤口、膀胱充盈等情况并记录,有异常及时通知医生。

新生儿入室评估见母婴同室新生儿护理常规。

向产妇交代分娩后注意事项,如注意阴道出血情况,多饮水,早排尿,母乳喂养知识等;做好安全教育,如说明呼叫器的使用方法、婴儿监护等。

(二)住院时

按母婴同室母乳喂养常规、乳房护理常规及母婴同室新生儿护理常规。

产后 24 h 内,特别注意产妇子宫复旧、宫底高度及质地、阴道流血及便意感,有异常应立即报告医生并做相应处理。

每班注意观察子宫复旧,观察恶露排出量、颜色、气味、性状等,观察会阴伤口有无红肿、出血、硬结和渗出物。若有异常阴道排出物要保留,发现可疑情况随时报告医生。

测体温、脉搏、呼吸 1 次/d,体温异常者按《病历书写规范》测特别体温。

保持会阴清洁,产后三天内或会阴拆线前,会阴护理 2 次/d。

预防尿潴留,产后 4 h 内督促产妇自行排尿,若排尿困难经各种诱导措施后仍不能自行排尿者,遵医嘱可行导尿术,必要时留置尿管。

预防产后便秘,根据产妇个体状况,鼓励适当活动,第一次下床活动床旁应有人帮助,逐步增加活动量,特殊情况遵医嘱;多吃蔬菜、水果防止便秘;产后 3d 未排便者,要及时评估,作相应处理。

(三)健康教育

保持外阴清洁,经常更换会阴垫,会阴侧切者宜取健侧卧位,禁盆浴;指导或协助产妇每日梳头,刷牙,要勤换内衣裤。

正常分娩者鼓励早下床活动,指导产后保健操,避免负重劳动或蹲位活动,预防阴道壁膨出及子宫脱垂。

产妇宜进营养丰富、易消化、少刺激性的食物,少量多餐,多进蛋白质及汤类食物,同时适当补充维生素。

指导产妇或家属办理出院手续,并嘱产妇产后 42 d 左右携婴来院检查,出现异常情况及时来医院就诊;结合孕产妇相关知识书面教育资料指导产妇产褥期自我护理、新生儿护理及母乳喂养相关知识。

二、母婴同室新生儿护理

新生儿入室时仔细听取交班,核对姓名、性别、床号、手圈;做好入室评估并记录;测体温,注意保暖;发现异常及时报告医生并做好相应护理。

新生儿宜取侧卧位,保持呼吸道通畅,防止窒息发生。

观察新生儿体温、面色、反应、呼吸、肌张力及母乳喂养情况、检查脐部有无渗血及皮肤完整性,每班记录 1 次,有异常随时记录。

新生儿除书面、口头交班外,交接班护士一起到床边巡视新生儿一般情况。

出生 24 h 内测体温 4 次,24 h 后体温正常可改为 2 次/d,体温异常者按《病历书写规范》测特别体温。

新生儿沐浴 1 次/d,并作详细全身检查,测体重并记录,发现异常及时报告医生。

观察新生儿大小便情况,如出生 24 小时未解大便,48 小时未解小便应及时报告医生。

作好脐部护理并注意观察局部情况,有异常及时处理并通知医师。

做好新生儿疾病筛查有关记录。按计划免疫技术管理规程做好新生儿预防接种。

做好新生儿出院指导。出院时全面体检,核对婴儿手圈及胸牌上的床号、姓名、性别,确实无误后,方能更衣,交给产妇并交代婴儿情况及注意事项。

三、母乳喂养

(一)母婴同室母乳喂养常规

实行 24 小时母婴同室。

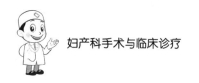

加奶须有医学指征并有儿科医师医嘱,对需加奶婴儿应教会产妇正确的奶杯或乳旁加奶方法。

1. 产妇入室当天和第一天

认真评估产妇母乳喂养知识及技巧的掌握程度,根据评估结果,对产妇进行相应的指导。对乳头条件较差的产妇,给予更多帮助并指导纠正方法。

帮助阴道分娩产妇回病房后6小时内的第一次喂奶;剖宫产术后产妇与婴儿同时入母婴室,在入室半小时内由责任护士帮助早吸吮,给予剖宫产母亲更多帮助、支持;指导产妇正确的卧式喂奶姿势、含接姿势及乳房护理,鼓励协助产妇勤吸吮,24 h内吸吮次数不少于12次。

教会母婴分离的母亲在产后6 h内开始挤奶(每日6~8次以上),注意强调夜间挤奶,挤奶持续时间20~30 min。

向产妇或家属发放书面孕产妇相关知识教育资料,内容涵盖母乳喂养知识。

指导母亲如何判断婴儿是否有效吸吮,如何做好与婴儿同步休息。

必要时向产妇或家属进行以下母乳喂养知识宣教:

①母婴同室母乳喂养的好处。

②介绍母婴同室制度:不能自行给新生儿加任何饮料或奶粉,不带橡皮奶头、奶粉及奶瓶入室。

③喂奶及含接姿势。

④如何保证母亲有足够的乳汁。

⑤纯母乳喂养的重要性。

⑥告诉产妇,只要是足月健康出生的婴儿在出生头几天,体内有能量储存,初乳尽管量少,但通过自身的调节,能满足婴儿的需要。

⑦早吸吮、勤吸吮的重要性:婴儿在出生后头几天,频繁吸吮乳房,有助于下奶,促进子宫收缩,减少出血,而且婴儿吸吮到营养和免疫物质丰富的初乳,促进胎粪排出。

⑧出生头几天,婴儿体重下降是正常生理现象,不需要补充糖水或牛奶,只要坚持按需哺乳,多哺乳,体重会很快恢复、增长。

2. 产妇入室第二天

教会产妇如何正确的用手挤奶方法,避免因手法不当引起乳房疼痛与损伤。

继续鼓励协助产妇做好勤吸吮,每日哺乳至少8次。

指导阴道分娩产妇坐式喂奶。

指导产妇正确判断母乳是否满足婴儿所需。

3.产妇入室第三天

评估挤奶方法是否正确,根据评估结果作相应指导,指导产妇环抱式喂奶。

评估产妇母乳喂养知识及技巧,巩固母乳喂养知识及技能,指导纠正产妇欠缺或错误的母乳喂养知识和技能。

教会产妇异常情况时的乳房护理(乳房血管充盈、乳头皲裂、乳腺炎等)。

教会产妇如何按需喂养。

4.产妇入室第四天

对产妇进行母乳喂养知识及技能的评估,针对评估结果再次给予相应的指导。

结合孕产妇相关知识教育资料进行母乳喂养知识的出院教育。

告知产妇或家属出院后有关母乳喂养咨询电话。

四、高危新儿室母乳喂养

除母乳外,禁止给婴儿吃任何食物和饮料,除非有医学指征。

忌用橡皮奶头,按婴儿不同胎龄、病情等情况选用直接母乳喂哺、小杯或小匙、滴管、鼻饲管等喂养方式。

建立哺乳室,母亲可以随时喂哺自己的婴儿,增加母婴间接触。

早产儿母乳喂养:

①鼓励和帮助母亲尽早、主动、积极地进行母乳喂养,并给予更多地喂养指导。

②早产儿母乳喂养的指征:孕满 32 W;早产儿已经具备协调的吸吮和吞咽动作,全身一般情况稳定。

③针对早产儿哺乳特点,指导和帮助母亲掌握哺乳技巧:

母亲用手托起乳房,避免早产儿颈部过度伸展而影响吞咽。

减慢乳汁流速,防止咳呛。

哺乳时观察婴儿是否屏气、青紫、有否过度疲劳等表现。

哺乳后竖抱,促使胃内空气排出,避免吐奶。

由于早产儿吸吮力弱,胃容量较小,要做到勤喂哺。

④不能直接吸吮母乳的婴儿,应指导母亲按时挤出奶(至少每三小时挤一次)然后用小匙或小杯等喂养。一旦有可能直接吸吮母乳时应尽早试喂。

⑤母亲情况不宜喂母奶的或母奶量不足的高危儿,由奶库供应配方乳。

五、乳房护理

母婴同室产妇入室时即由护理人员进行乳房护理,内容包括检查是否有初乳、乳

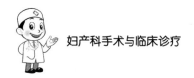

头哺乳条件及乳房护理指导。

哺乳前切忌用肥皂或酒精之类物品清洁乳头,以免引起局部皮肤干燥、皲裂,用清洁水清洁乳房乳头即可。(如乳房充盈,乳胀时,在哺乳前可以挤奶或柔和地按摩乳房。)

哺乳中应注意婴儿是否将大部分乳晕吸吮住,如婴儿吸吮姿势不正确或母亲感到乳头疼痛,应重新含接,予以纠正。

哺乳结束时,不要强行用力拉出乳头,应让婴儿自己张口将乳头自然地从口中吐出,如果中途需要中断哺乳,应按压下颏,使婴儿张口,因在口腔负压情况下拉出乳头,会引起局部疼痛或皮损。

每次哺乳时应先吸空一侧乳房后再吸另一侧乳房,两侧乳房交替进行。

乳头有皲裂者,哺乳结束后,挤出乳汁涂于乳头上,待其自然干燥,以起保护皮肤作用。

指导每位母亲手工挤奶法或恰当使用奶泵,避免因手法与吸力不当引起乳房疼痛和损伤。

哺乳期间母亲应戴上合适的棉制胸罩,以起支托乳房和改善乳房血液循环的作用。

对有乳房问题者给予特别指导和帮助。

六、剖宫产术前护理

剖宫产是指经腹切开子宫取出胎儿、胎盘的手术。

做好健康教育及解释工作,取得孕妇配合。

做皮试并记录,抽送血交叉。

腹部皮肤准备、修剪指甲,并嘱咐或协助做好个人卫生。

术前晚及术前各测体温、脉搏、呼吸 1 次,术前测血压,如有异常,告知医生。

术前 8 h 禁食,4 h 禁饮,急诊剖宫产者自决定手术开始禁食、禁饮。

保证充足睡眠,遵医嘱给镇静药。遵麻醉科会诊用药。

术前冲洗会阴,更换清洁衣裤,取下活动假牙及饰物等,将贵重物品交给家属或妥为保管。

转送手术室前听胎心音并记录,如有异常即通知医生。

安排术后病人床位,准备婴儿床。

有特殊情况或医嘱向手术室交班。

七、剖宫产手术后护理

按产后护理常规。

了解麻醉方法、手术过程中生命体征、术中出血量、尿量及手术经过是否顺利。

根据麻醉方式实施相应护理。

产妇回室后立即测血压、脉搏、呼吸,若生命体征正常,则每 1h 测 1 次,连续 3 次,再每 2 h 测 1 次,连续 3 次,以后每 4 h 测 1 次至 24 h,若有异常则缩短观察时间,增加测量次数,并立即报告医生。同时检查子宫收缩,阴道流血量及腹部切口有无渗血;检查尿管引流是否通畅;检查静脉输液情况,调整输液速度;并在护理记录单上记录。

术后禁食 6 h,6 h 后可进流质,但应避免糖、产气类食品(如牛奶,豆浆),以后根据医嘱改饮食。

术后 6 h 内做好口腔护理,保持口腔清洁,预防感染。

术后 6 h 协助硬麻术后产妇第一次翻身,并鼓励勤翻身,以促进肠蠕动。

术后 24 h 内每班做好疼痛评估,根据 VAS 评分采取相应护理措施或遵医嘱给予镇痛药。

保持留置导尿管通畅,留置尿管期间会阴护理 1 次/d,注意尿量及色,发现异常即通知医生。

术后 3 d 内测体温、脉搏、呼吸 3 次/d,体温异常者按《病历书写规范》测特别体温。

做好剖宫产术后健康教育指导,取得产妇及家属配合。

八、催产素引产护理

引产前须了解催产素引产目的。

催产素引产前应测孕妇的血压,听胎心,查宫颈、宫口、先露等情况。

操作方案:先用 5% 葡萄糖液作静脉滴注,调整滴速后加入催产素混匀。

催产素引产宜从低浓度、慢速度开始,常用浓度为 0.5%(2.5U 催产素加入 5% 葡萄糖 500 ml 作静脉滴注),滴速开始一般为 8 滴/min,根据子宫收缩情况,每 30～60 min 调节 1 次滴速,一般每次增加 4～6 滴/min,最快滴速不超过 40 滴/ min,最大浓度不超过 1%。

引产时应告诉孕妇不可自行调整滴速,若擅自加快速度可造成过强宫缩、胎儿窘迫甚至子宫破裂等严重后果。

引产期间每 30～60 min 观察宫缩的频率、强度与持续时间和胎心情况等,并记

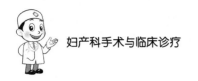

录。如发现 10 分钟内宫缩超过 5 次、宫缩持续 1 分钟以上或子宫呈强直性收缩,以及出现血压升高,胎心异常等情况,应立即停止引产并报告医生,以防发生胎儿宫内窘迫或子宫破裂。

催产素引产,一般在白天进行,一次引产用液以不超过 1 000 ml 葡萄糖液为宜,不成功时第二天可重复或改用其他方法。

九、硫酸镁应用护理

1. 用药前及用药过程

均应评估以下内容:膝反射必须存在;呼吸每分钟不少于 16 次;尿量 24 小时不少于 600 ml 或每小时不少于 25 ml,尿少提示排泄功能受抑制,镁离子易蓄积而发生中毒。

硫酸镁静脉滴注常用浓度为 25% 硫酸镁 30 ～ 40 ml + 5% GS500 ml,滴速为 1 ～ 2 g/h,根据有无副反应调整其速度。

2. 注意硫酸镁毒性反应

遵医嘱及时留取血标本以监测血镁浓度,正常孕妇血清镁离子浓度为 0.75 ～ 1 mmoL/L,治疗有效浓度为 1.7 ～ 3 mmoL/L,若血清镁离子浓度超过 3 mmoL/L 即可发生镁中毒。镁中毒首先表现为膝反射减弱或消失,继之出现全身肌张力减退、呼吸困难、复视、语言不清,严重者可出现呼吸肌麻痹,甚至呼吸、心跳停止,危及生命。当出现镁中毒反应时,必须立即停用,并通知医师。

用药时须备用 10% 葡萄糖酸钙注射液,以便出现硫酸镁毒性反应时及时给以解毒。10% 葡萄糖酸钙 10 ml 在静脉注射时宜在 3 分钟以上推完。

十、高危妊娠护理

(一)死胎护理常规

妊娠 20 周后胎儿在子宫内死亡称死胎。胎儿在分娩过程中死亡,称为死产,亦是死胎的一种。

1. 临床表现

孕妇自觉胎动消失,子宫停止增长。

腹部检查胎心音消失,宫高小于孕周,子宫缺乏囊性感。

B 超见胎心无搏动,胎动消失。

2. 护理要点

按产科护理常规。

尽可能满足孕妇及家人的需求,给予安排安静病室。

做好心理护理,劝慰孕妇及家属,告知相关知识。

及时采集血、尿标本,了解肝、肾功能及凝血功能,为引产作准备。

胎儿死于宫内已超过4周者,应密切观察有无出血倾向。

遵医嘱引产,严密观察宫缩情况,注意产后出血及感染征象。

第三产程仔细检查胎盘、脐带及胎儿,尽可能寻找死胎发生的原因。

注意产后出血及DIC倾向,密切观察阴道出血量及性状,注意尿量及尿色。

产后应积极预防感染。

教导病人危险征象的自我监护:大量阴道流血或阴道流血突然增多及阴道分泌物有异味等及时报告。

做好出院健康指导,注意个人卫生,预防感染,避孕半年,计划妊娠前作些必要的检查。

(二) 多胎妊娠护理常规

一次妊娠同时有两个或两个以上胎儿时称为多胎妊娠。

1. 临床表现

子宫大小比同月份的单胎妊娠者明显增大。

妊娠中晚期可触及多个肢体和两个或两个以上的胎头。

在不同部位可听到频率不同的胎心音。

B超可助检查确诊。

2. 护理要点

按产科护理常规。

加强心理护理,指导孕妇增加营养,遵医嘱补充铁剂以防贫血。

孕晚期避免过度疲劳,孕30周后须多卧床休息,以防早产及胎膜早破。

疑有双胎输血综合征可能者,应加强胎心、胎动的观察。

观察病情变化,及时发现妊娠期高血压疾病、贫血、羊水过多、胎膜早破等多种并发症,如有异常,做好抢救准备。

临产后应严密观察产程和胎心音变化。

分娩时第一个胎儿娩出后应立即断脐,在最后一个胎儿前肩娩出后使用宫缩剂,同时腹部放置沙袋。

预防宫缩乏力性产后出血,产后按摩子宫,注意子宫质地和宫底高度,以及阴道流血量及性状,必要时臀部垫贮血器。

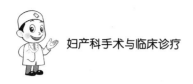

产后应积极预防感染。

指导产妇给两个婴儿哺乳的方法。

十一、妊娠期并发症护理

（一）妊娠期高血压病护理常规

1. 子痫前期护理常规

妊娠期高血压疾病是妊娠期特有的疾病,包括妊娠期高血压、子痫前期、子痫、慢性高血压并发子痫前期及慢性高血压。本病特点是妊娠 20 周后发生高血压、蛋白尿、水肿等症状。子痫前期是指在妊娠期高血压疾病基础上血压进一步升高、或有明显的蛋白尿、或肾、脑、肝和心血管系统等受累引起的上腹部不适、头痛或视觉障碍等临床症状。根据病情轻重可分为轻度子痫前期、重度子痫前期。

2. 护理要点

（1）一般护理

①按产科一般护理常规。

②卧床休息,以左侧卧位为佳。

③安排安静、光线柔和病室。尽可能采取集中式的治疗及护理,操作轻柔。

④对重度子痫前期患者应取下假牙,床旁应放置压舌板、舌钳、开口器、氧气,吸引器、抢救车于备用状态;记特别护理记录、进出量。

⑤测血压、脉搏每 4 小时一次或遵医嘱,必要时使用血压监护仪动态监测血压变化。随时注意有无头痛、视物不清、上腹不适等症状并记录。

⑥病情允许每日测量体重。

⑦遵医嘱及时正确留取各种检验标本,并了解结果。

⑧严密观察临产征兆。每班监测胎心及胎动情形。有产兆或胎动、胎心变化异常及时报告医生,视需要或遵医嘱给予上氧。

⑨向孕妇及家属进行简单的疾病相关知识教育。指导孕妇左侧卧位、数胎动,合理饮食,摄入足够蛋白质及新鲜蔬果,减少动物脂肪及过量盐的摄入,但不限制盐和液体的摄入。告知病人如出现头痛、视物不清、阴道流液、胎动异常、腹痛等征象及时报告。

⑩鼓励孕妇表达不适感,给予心理支持,保持情绪稳定。

（2）药物治疗护理

①遵医嘱及时正确给药。

②应用硫酸镁时应严格执行硫酸镁应用护理常规。

③应用静脉降压药时,须密切注意血压的变化,血压变化异常及时报告医生。

④应用冬眠药物时必须卧床休息,专人护理,防止体位性低血压而发生晕厥。

⑤应用利尿剂时,注意患者有无倦怠、腹胀等低血钾症状,注意观察有无脉搏增快等血液浓缩、血容量不足的临床表现。

(3)注意观察常见并发症前驱症状

①左心衰竭、急性肺水肿:注意病人有无呼吸急促,不能平卧,皮肤黏膜发绀等早期心衰症状。

②胎盘早剥:突然发生腹部持续性疼痛,伴有或不伴有阴道出血;腹部检查:子宫高涨状态或硬如板状,宫底升高,有压痛等症状体征应警惕胎盘早剥的发生。

③弥漫性血管内凝血(DIC):抽血过程中如发现针头易堵塞,血液易凝固现象,应警惕血液高凝可能;肌注或静脉穿刺部位有淤斑表明已有出血倾向,更应注意病人尿液颜色,如呈茶色或咖啡色,有可能 DIC 发生。

④视网膜剥离:病人诉视力模糊应立即通知医生,警惕有无视网膜剥离发生。

⑤肾功能衰竭:注意观察尿量、尿色。对留置导尿管者,应每小时计尿量一次。每小时尿量少于 25 ml 或 24 h 少于 600 ml 应及时报告医生,遵医嘱给相应处理。

(二)子痫护理

子痫前期孕妇发生抽搐不能用其他原因解释。

1.典型子痫发作表现

眼球固定,瞳孔放大,瞬即头歪向一侧,牙关紧闭,继而口角及面部肌肉颤动,数秒后全身及四肢肌肉强直,双手紧握,双臂伸直。抽出时呼吸暂停,面色青紫。持续 1 min 左右,抽搐强度减肉,全身肌肉松弛,随即深长吸气,发出鼾声而恢复呼吸。抽搐发作前及抽搐发作期间,患者神志丧失。

2.护理要点

按子痫前期护理常规。

抽搐时立即去枕平卧,头侧向一边,松开紧身衣物,用开口器或于上、下磨牙间放置缠绕纱布的压舌板,保持呼吸道通畅(必要时抽吸口鼻分泌物),给氧。

专人护理,建立特护记录。严密监护血压、脉搏、呼吸,监测瞳孔大小、对光反射及意识程度;观察并记录抽搐形式、持续与间歇时间及其他伴随症状。

维持静脉输液通畅,正确给予抗痉挛、降压、镇静药物,并监测用药反应。

抽搐期间或昏迷者暂禁食,做好口腔护理,保持口腔清洁;保持会阴清洁,保持床

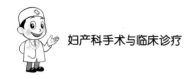

单位的清洁、舒适、干燥、平整。

使用床栏,必要时约束肢体,非必要不宜移动病人。

留置导尿管,观察尿量及尿色,正确评估并记录出入量。

观察产程进展及胎心变化,必要时协助医生结束分娩,并做好新生儿抢救准备。

产后严密观察子宫收缩、阴道出血量及性状,注意血压及其他生命体征的变化;绝对卧床休息,暂停母乳喂养。

当病人清醒时应再予环境介绍及心理支持,并安抚家属,以取得配合。

(三)前置胎盘护理

正常胎盘附着于子宫体部的后壁、前壁或侧壁。妊娠 28 周后,胎盘附着于子宫下段,甚至胎盘下缘达到或覆盖宫颈内口,位置低于胎先露部,称前置胎盘。根据胎盘下缘与宫颈内口的关系,将前置胎盘分为 3 类:完全性前置胎盘、部分性前置胎盘、边缘性前置胎盘。前置胎盘是妊娠晚期的严重并发症,也是妊娠晚期出血最常见的原因。

1. 临床表现

妊娠晚期或临产时,发生无诱因、无痛性反复阴道流血是主要症状,偶有发生于妊娠 20 周左右者。阴道流血发生迟早、反复发生次数、出血量多少与前置胎盘类型有关,由于反复多次或大量阴道出血,产妇可出现贫血,其贫血程度与出血量成正比,出血严重者可出现休克,胎儿宫内缺氧、窘迫以致死亡。

2. 护理要点

对期待疗法者:

①按产前一般护理常规。

②卧床休息,并告知其重要性,以取得配合。

③指导孕妇合理饮食,摄入足够蛋白质及新鲜蔬果,保障营养需要,保持大便通畅。

④密切观察阴道流血情况,正确评估阴道流血量及性状并及时处理。

⑤注意观察宫缩,如有腰酸、下腹坠胀等症状应及时通知医生。

⑥预防感染,严密观察与感染有关的体征,保持会阴清洁,有阴道流血者 2 次/d 或遵医嘱给予会阴护理。

⑦为减少对子宫刺激,腹部检查时动作轻柔,遵医嘱减少听胎心音次数。

⑧禁肛查及阴道检查,若确有需要应在输液或输血的准备下才能进行。

⑨协助安排 B 超检查并做好检查前准备工作(如保持膀胱充盈等)。

⑩向孕妇及家属进行疾病相关知识教育。鼓励孕妇表达不适感,给予心理支持,

保持情绪稳定。

3. 对大出血者

按产前一般护理常规。

绝对卧床、吸氧、保暖。

正确评估阴道出血量（储血器）并观察性状，监测血压、脉搏、呼吸及其他休克征象，建立特护记录。

立即开通静脉通道，做好输血准备。

遵医嘱迅速留送各种检验标本，并及时了解结果。

安抚病人，做好心理护理。

在抢救同时做好剖宫产术前准备，及时通知手术室做好母婴抢救准备。

4. 产后护理

按产后一般护理常规。

随时监测生命征象。

严密观察阴道流血的量及性状，必要时用聚血器。如发现阴道流出血液不凝固时应及时报告医生。

严密观察与感染有关的征象，遵医嘱正确及时应用抗生素，指导产妇进食高蛋白、高维生素、高热量食物，增加机体抵抗力。

（四）胎盘早剥护理常规

妊娠20周后或分娩期，正常位置的胎盘在胎儿娩出前，部分或全部从子宫壁剥离称胎盘早剥。胎盘早剥是妊娠晚期严重并发症，具有起病急、发展快特点，若处理不及时可危及母儿生命。

1. 临床表现

妊娠晚期突然发生腹部持续性疼痛，伴有或不伴有阴道出血。根据胎盘剥离面的大小和出血量多少可分为轻型和重型。重型主要症状为突发持续性腹痛和（或）腰酸、腰背痛，严重时可出现恶心、呕吐，以及面色苍白、出汗、脉弱及血压下降等休克症状。腹部检查：子宫硬如板状，有压痛，多处于高张状态，宫底随胎盘后血肿增大而升高。如有宫缩间歇时不能松弛，胎位不清，胎心消失。

2. 护理要点

按产科一般护理常规。

疑有胎盘早剥或破膜时见血性羊水者，应置病人于卧位并密切观察腹痛、阴道出血、子宫张力、压痛、宫底高度、胎心及生命征象并记录，有异常发现及时报告医生。

向病人做好解释工作，减轻病人恐惧心理。

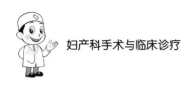

对已诊断为胎盘早剥的患者,还应做到以下几点:

①监护仪监测病人血压、脉搏、呼吸,严密观察病人面色、全身出血倾向、阴道流血量及性状、尿量及尿色,建立特护记录,发现异常变化及时报告医生。

②迅速开放静脉通道、吸氧、配血、术前准备、留置尿管。

③遵医嘱迅速留送各种急诊检验标本,并了解结果。

④对胎儿尚存活着,在迅速行剖宫产术前准备的同时应立即通知手术室,以便做好新生儿抢救的准备。

⑤分娩后及时给予宫缩剂,用聚血器,观察血量及性状。

⑥产后仍要加强生命体征的观察,并继续注意阴道流血的量及性状。如发现阴道流血不凝固时应及时报告医生。

⑦根据产妇身体状况给予母乳喂养指导。

(五)妊娠期肝内胆汁淤积症护理

妊娠期肝内胆汁淤积症(ICP)是妊娠中、晚期特有的并发症,临床上以皮肤瘙痒和黄疸为特征,主要危害胎儿,使围生儿发病率和死亡率增高。

1.护理要点

按产科护理常规。

饮食以高蛋白、高维生素、低脂肪易消化食物为主,鼓励少食多餐,多进新鲜蔬菜及水果,避免辛辣刺激食物。

特别注意胎心、胎动,指导孕妇注意休息,左侧卧位,如有胎动异常者及时听取胎心并告知医生。

严密观察宫缩,一旦有宫缩立即告知医生,配合处理,并在胎儿娩出前做好新生儿的抢救准备。

观察皮肤瘙痒程度,做好皮肤护理,避免继发感染。

及时准确采集检验标本,了解各项检查检验结果,密切了解病情变化。

ICP患者往往合并肝功能受损,易致凝血功能障碍,产后严密观察子宫收缩情况,注意阴道流血量及性状,预防产后出血。由于该类患者抵抗力低,应注意预防感染。

心理支持,向病人及家属说明本病的特殊性及有关疾病知识,使病人及家属积极配合治疗护理。

教导孕妇有关危险征象的自我监护,出现胎动异常,宫缩或腹痛、腰酸,阴道流液或流血,皮肤发黄或尿量减少等征象及时汇报医生。

指导孕产妇出院后正确服用药物并定期进行血甘胆酸、肝功能等实验室检查,以了解疾病恢复情况。

2.妊娠合并症护理

（1）妊娠合并心脏病护理

妊娠合并心脏病是孕产妇死亡的重要原因。在我国孕产妇死因顺位中高居第 2 位。在妊娠合并心脏病的患者中，先天性心脏病占 35% ~ 50%，位居第一。合并心脏病的孕产妇在妊娠 32 ~ 34 周、分娩期及产后 3 天内心脏负担最重，极易诱发心力衰竭。

按产科护理常规。

安排安静病室，保证足够的睡眠与休息，避免劳累及情绪波动，每天保证 10 h 睡眠。

饮食按医嘱，忌刺激性食物，进食勿过饱。多吃水果和蔬菜，保持大便通畅，防止便秘。

保持病室空气清新，预防呼吸道感染。

病情危重者严格卧床，呼吸困难者可取半卧位，必要时给氧。

严格控制输液速度和输液总量。

每 4 h 测脉搏 1 次，检查呼吸、脉搏时，必须准确计时 1 min，并应注意脉搏节律、强弱和呼吸情况，如脉搏不规律，应数同 1 min 内的脉搏及心率。

服用洋地黄类药物（如地高辛）时，应密切观察有无中毒现象（如呕吐、黄视等）。服药前应测脉搏 1 min，如脉搏 <60 次/min，应暂停给药并报告医生。

根据病情及医嘱记录 24 小时出入量或特别护理记录。

观察病情变化，及早发现早期心衰症状：①轻微活动后即出现胸闷、心悸、气短；②休息时心率超过 110 次/min，呼吸超过 20 次/min；③夜间常因胸闷而坐起呼吸，或到窗口呼吸新鲜空气；④肺底部出现少量持续性湿罗音，咳嗽后不消失。

（2）产前护理

①按产前护理常规。

②按妊娠合并心脏病一般护理常规。

（3）产时护理

根据病情，由医生决定分娩方式，做好分娩前准备。分娩过程中应做到：

①注意观察产程进展，宫口扩张 3 cm 后给予胎心监护，发现异常及时报告医生。

②安慰鼓励产妇，消除紧张情绪。或遵医嘱给予镇静剂。

③第一产程注意休息，保持体力。第二产程尽早手术助产分娩，缩短第二产程。

④胎儿娩出后腹部沙袋加压，以减少回心血量。

⑤慎用宫缩剂，禁用麦角制剂。

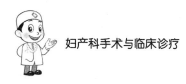

⑥心衰者应在控制心衰后转母婴室。

（4）产后护理

①产后 24 小时内绝对卧床休息,病情轻者 24 小时后根据心功能情况,适当下床活动。

②保暖,防止呼吸道感染。

③心功能 3～4 级者不宜哺乳。

④遵医嘱给予抗生素预防感染。

（5）妊娠合并糖尿病护理

糖尿病是一种常见的代谢内分泌病,其基本病理生理为绝对或相对胰岛素不足引起的代谢紊乱,特征为高血糖、糖尿、葡萄糖耐量减低及胰岛素释放试验异常。妊娠合并糖尿病包括两种情况,即妊娠前已有糖尿病和妊娠后才发生或首次发现的糖尿病,后者又称妊娠期糖尿病(GDM)。

①按产科护理常规。

②评估孕妇的饮食习惯,观察进食、进水情况及尿量的变化。

③按医嘱正确给予糖尿病饮食,告知孕妇控制饮食的重要性,限制含糖较多的薯类、水果,鼓励多吃蔬菜及豆制品,补充维生素、钙及铁等,使血糖控制在正常水平而孕妇又不感到饥饿为最佳。

④保证足够的睡眠与休息。提倡适当运动。

⑤预防感染,加强皮肤护理,注意口腔卫生及会阴部清洁。

⑥根据医嘱监测血糖,注意观察病情变化,熟悉糖尿病酮症酸中毒、低血糖昏迷、高渗性非酮症昏迷的临床鉴别。如发现病人四肢无力、头痛、头晕、轻度口渴、恶心、呕吐、尿量增加、意识障碍、脱水、呼吸深大而快等提示为酮症酸中毒,应及时通知医生,并备好抢救物品。

⑦根据医嘱正确使用胰岛素,注射部位经常更换。注射胰岛素后,应密切观察低血糖症状,如出现低血糖症状应立即给病人口服葡萄糖或静脉注射葡萄糖,同时通知医生。

⑧提供心理支持,给予产妇必要的糖尿病知识,避免并发症的发生。

⑨产时更应严密监测血糖,鼓励产妇进食,确保血糖在正常范围内。必要时经静脉补充热量和液体。

（6）妊娠合并缺铁性贫血的护理

贫血是由多种病因引起,通过不同的病理过程,使人体外周血红细胞容量减少,低于正常范围下限的一种常见的临床症状。常以血红蛋白浓度作为诊断标准。

临床表现:轻者无明显症状;重者可有乏力、头晕、心悸、气短、食欲不振、腹胀、腹泻。皮肤黏膜苍白、皮肤毛发干燥、指甲脆薄以及口腔炎、舌炎等。护理要点:

按产科护理常规。

鼓励卧床休息,减少体力消耗,重度贫血者绝对卧床休息。

对病情允许活动者,须指导活动时注意安全,避免因头晕、乏力晕倒而发生意外。

给予高蛋白、高热量、高维生素易消化饮食,鼓励孕妇多食含铁丰富的食物,如瘦肉、家禽、动物肝脏、蛋类。有出血倾向的患者应给予少渣半流食。

注射铁剂时为避免对局部的刺激,需作深部肌肉注射。口服铁剂应指导饭后服用,服药后可出现黑便,属正常现象。

重视病人的主诉,注意有无头晕、头痛、乏力、心悸等不适,观察病人面色、胃纳情况。教导患者如有不适及时汇报医护人员,以便及时发现病情的变化。

了解实验室检查结果,观察病情的动态变化。

严密监测胎儿宫内情况,及时发现胎儿宫内窘迫的征象。

遵医嘱予少量多次输血,严格控制输血速度,以避免加重心脏负担诱发急性左心衰竭。

进食后漱口,保持口腔清洁;保持皮肤清洁,勤更换内衣及被服,绝对卧床患者定时更换体位,预防压疮。保持病室整洁、空气新鲜、温湿度适宜,每日通风两次。中、重度患者临产前按医嘱给维生素 K1 维生素 C 等药物,配血备用;胎肩娩出后,常规使用缩宫素,以防止产后出血。

(7)妊娠合并血小板减少症的护理

各种原因导致外周血小板减少合并妊娠者。

临床表现:皮肤黏膜出血和贫血。可见皮肤出血点、紫癜及瘀斑、鼻出血、牙龈出血,严重者可出现消化道、生殖道及视网膜出血,甚至颅内出血而死亡。护理要点:

按产科护理常规。

血小板明显减少、出血严重者应卧床休息。活动时需有人陪伴,防止跌到和外伤。

用软牙刷刷牙,防止齿龈出血。

保持大便通畅,避免用力排便,必要时口服缓泄剂。

避免各种引起腹压和颅内压增加的诱因(大笑、咳嗽、便秘)。

给予营养丰富、少渣饮食,如有消化道出血,应进流食。

密切观察有无头痛、恶心、呕吐、意识障碍等颅内出血表现,及时通知医生处理。

观察皮肤黏膜有无新鲜出血情况及大小便情况,及时发现有无内脏出血。

及时准确给药,如肾上腺皮质激素、丙种球蛋白、血小板等。对长期应用肾上腺皮

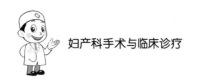

质激素者,须注意电解质平衡。

产后严密观察子宫收缩情况,注意阴道流血量及性状,预防产后出血。因使用肾上腺皮质激素或产后出血等原因使机体抵抗力下降,应积极预防感染。根据病情及用药情况与产妇、新生儿科医生共同商讨母乳喂养的选择。加强心理护理,使病人树立战胜疾病的信心,配合治疗。教导孕妇有关危险征象的自我监护,出现头痛、恶心、呕吐、皮肤黏膜有新鲜出血或黑便、血尿等及时汇报医生。

(8)妊娠合并病毒性肝炎的护理

病毒性肝炎是由各种肝炎病毒引起的以肝脏炎症和坏死病变为主的一组传染病,是妊娠妇女肝病和黄疸最常见的原因。目前已证实有甲、乙、丙、丁、戊五种,妊娠期以乙型肝炎病毒感染最常见。

临床表现:孕妇出现不能用妊娠反应和其他原因解释的消化系统症状,如食欲减退、恶心、呕吐、腹胀、肝区痛、乏力、畏寒、发热等,部分出现皮肤巩膜黄染、尿色深黄,重症肝炎可出现深度黄疸、出血倾向、肝昏迷和肝肾综合症。

护理要点:

按传染病护理常规分室收治孕产妇,甲、戊型肝炎按消化道隔离,乙、丙、丁型肝炎按血液和体液隔离,防止交叉感染。

按产科护理常规。

注意休息,急性期或重症肝炎应绝对卧床休息,慢性肝炎以静养为主,根据病情适当活动。

给予清淡、易消化、低脂高蛋白饮食,保证营养。疑有肝昏迷者,则应限制蛋白摄入;有水肿腹水者给予低盐饮食,避免刺激性食物。

遵医嘱听胎心,间歇上氧。

指导孕妇数胎动,关注各种胎儿监护结果,了解胎儿宫内情况。

密切观察产程进展,尽量缩短产程,胎儿娩出后立即应用缩宫素。

根据具体病情决定是否哺乳。不宜哺乳者及早回奶。回奶不能用对肝脏有损害的药物如雌激素。

乙肝病毒携带者分娩后做好新生儿免疫接种。

按医嘱正确及时给药,如抗病毒药物、降黄疸、护肝、利尿等药物,应密切注意药物不良反应。密切配合诊疗操作和采集送检各种标本,了解各种检查结果,掌握病情变化。向孕妇及家属讲解肝炎对母婴的影响,以及消毒隔离的重要性,取得理解与配合,帮助孕妇消除因患传染病而产生的顾虑和自卑心理。教导孕妇有关危险征象的自我监护,出现食欲下降、呕吐、乏力、面黄、尿少等征象及时汇报医生。预防并发症。

十二、分娩期并发症的护理

(一)胎膜早破护理

临产前胎膜破裂,羊水流出称胎膜早破。

1.临床表现

孕妇诉突然有较多阴道流液,肛诊时上推胎先露,阴道有液体流出,且流出液中混有胎脂,试纸测定 pH 值≥6.5,羊水结晶阳性等。

2.护理要点

按产前一般护理常规。

破膜后立即听胎心音,注意羊水性状,并记录。

必要时阴道检查,注意宫口、先露及有无脐带先露或脱垂。

卧床,胎先露高浮者予臀高位或侧卧位。

腹壁特别松弛者,可用腹带加以固定。

禁灌肠。

保持会阴清洁,遵医嘱每日会阴护理 2 次,并垫以消毒卫生垫。

注意阴道流出液的性状、颜色、气味及子宫下段有无压痛,每日 3 次测体温,脉搏以便及早发现感染征象并报告医生。

待产者按常规听胎心音或遵医嘱,临产后 1 h 听胎心音。

教导孕妇有关危险征象的自我观察方法,出现羊水颜色异常,羊水流出量增加,宫缩,阴道分泌物异味等及时通知医生。

长期卧床病人指导适当的床上活动。

(二)产后出血护理

产后出血是指胎儿娩出后 24 小时内出血量超过 500 ml。

1.临床表现

产后出血的主要临床表现为阴道流血量过多及因失血引起休克等相应症状和体征。产妇表现为面色苍白、出冷汗、打哈欠、血压下降、脉搏细速、子宫轮廓不清或宫底升高等。

平卧位,给氧,注意保暖。

立即建立静脉通路,注意选择离心脏较近的静脉(如颈外静脉、肘正中静脉等),抽送血交叉,根据医嘱输液、输血、给药、预防休克。

监测生命征象,使用心电监护仪。正确估计出血量,使用贮血器,观察血液性状,注意血液是否凝固。

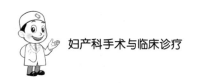

迅速通知医生并协助分析出血原因,积极采取止血措施,如按摩子宫、协助医生剥离胎盘、刮宫、软产道裂伤及时修补等。

抢救人员沉着镇定,注意稳定产妇情绪。

严密观察并详细记录患者的面色、神志、尿量等,及时发现休克早期症状,如头晕、口渴、打哈欠、烦躁、呕吐、面色苍白、出冷汗、血压下降等。阴道流血量与临床表现不符时,要警惕隐性出血,注意检查宫底是否上升,子宫体积是否增大,按压子宫时有无血液流出。

注意观察膀胱充盈程度,必要时留置导尿。

产后出血患者抵抗力下降,应注意预防感染。严格无菌操作,保持外阴清洁,遵医嘱给予抗生素,严密观察感染征象,如体温、血象、宫底压痛、恶露性状等。

鼓励产妇有充分的休息及睡眠,加强生活护理预防晕倒摔伤。

给予高蛋白、富含铁质的饮食,增强抵抗力。

（三）羊水栓塞护理

羊水栓塞是指分娩过程中羊水突然进入母体血循环引起肺栓塞、休克和发生弥散性血管内凝血、肾功能衰竭等一系列严重症状的综合征。是产科的严重并发症,是造成产妇死亡的重要原因之一,也可发生在早、中孕期的流产,但情况较缓和。

严密观察病情,重视分娩期间产妇的主诉,如有无胸闷、咳嗽、寒战、紫绀等症状,及早识别。若在滴注催产素过程中发病则必须立即停滴。

立即取半卧位或抬高头肩部,正压给氧,必要时气管插管或气管切开,配合抢救。

开放静脉通道,立即遵医嘱使用各种抢救药物,及时留取血标本。

专人护理,密切观察血压、脉搏、呼吸及病情变化,建立特护记录。

用聚血器置于产妇臀部,正确估计出血量,观察流出血液是否凝固。

留置导尿,严密观察尿量及性状,发现异常及时报告医生,以便及早发现肾功能衰竭。

慎用子宫收缩剂,因强烈宫缩可使留存子宫血管内的羊水内容物更多进入体循环,使病情进一步恶化。

提供心理支持。